Y de la communauté

8Td87630

D C. ROUANET

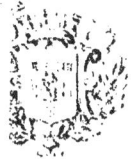

CONTRIBUTION A L'ÉTUDE CLINIQUE

DE LA

PSEUDO-MÉNINGITE

CHEZ L'ENFANT

(Parallèle entre elle et certains cas de méningites diverses)

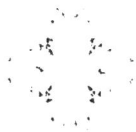

MONTPELLIER

IMPRIMERIE DE LA MANUFACTURE DE LA CHARITÉ

1898

UNIVERSITÉ

DE MONTPELLIER

Dr C. ROUANET

CONTRIBUTION A L'ÉTUDE CLINIQUE

DE LA

PSEUDO-MÉNINGITE

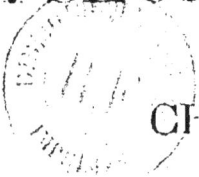

CHEZ L'ENFANT

(Parallèle entre elle et certains cas de méningites diverses)

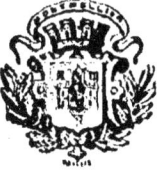

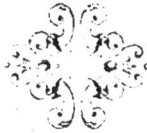

MONTPELLIER

IMPRIMERIE DE LA MANUFACTURE DE LA CHARITÉ

—

1898

A la mémoire de mon Père
et de mes Parents défunts...!

A MA MÈRE et à mon oncle *DÉODAT*

A mon Grand-Père

A mon Frère

A mes Tantes, à mes Oncles ;
à mes Cousines, à mes Cousins.

Au frère JOURDAIN
Directeur des Ecoles chrétiennes

MEIS ET AMICIS

D' C. ROUANET.

A MON PRÉSIDENT DE THÈSE

Monsieur le Docteur BAUMEL

Professeur de clinique des maladies des enfants à l'Université
Adjoint au maire de Montpellier

A Monsieur le Docteur GRANEL

Professeur de sciences naturelles médicales à l'Université
Directeur du Jardin des Plantes

A TOUS MES MAITRES

Dʳ C. ROUANET.

AVANT-PROPOS

Après avoir adressé un pieux souvenir à la mémoire vénérée de notre père, c'est avec le plus profond sentiment d'éternelle gratitude, que nous dédions ce court travail à notre mère et à notre oncle, envers lesquels tout dévouement, si grand soit-il, sera encore au-dessous de la dette.

Notre frère, qui durant de longs mois, fut un camarade d'études parfait, recevra nos vœux ardents pour ses prochains succès en pharmacie, déjà nombreux.

A tous nos parents et amis, nous offrons ce modeste opuscule, comme gage de la plus vive affection.

Sur le point de quitter la vieille Faculté montpelliéraine, où se perpétuent depuis des siècles, les traditions scientifiques et les gloires les plus pures, où se sont distingués et se distinguent encore tant d'hommes éminents, dans les mille branches de l'enseignement médico-chirurgical, nous saluons ce centre de progrès avec le légitime orgueil d'y avoir été instruit, et nous souscrivons avec d'autant plus de joie à l'excellente coutume de remercier nos Maîtres, que tous, sans exception, méritent par leur talent, l'estime la plus profonde.

M. le professeur Baumel nous a fait l'honneur d'accepter la présidence de cette thèse, dont l'idée lui revient. C'est avec respect que nous lui adressons nos plus sincères remerciements. Sa compétence en pédiâtrie et son enseignement pratique lui ont valu naguère un hommage public, auquel tous les étudiants ont applaudi.

Envers M. le professeur Granel nous avons contracté une
dette de reconnaissance que nous rappelons aujourd'hui avec
plaisir. Sa bonté envers nous, durant ces cinq années d'études,
sa bienveillante façon de nous traiter toujours, plutôt en ami
qu'en élève, ne sauraient être oubliées de sitôt, et ses cours,
véritables causeries intimes, nous seront d'un précieux appui
dans la carrière médicale.

M. le médecin-major du 17e dragons, le docteur Mary, avec
lequel nous avons passé quelques mois à l'hôpital de Carcas-
sonne, pendant le service militaire, recevra aussi l'expression
de notre sympathie pour l'affabilité qu'il a mise à guider nos
premiers pas dans un art hérissé de difficultés, surtout au début, lorsqu'il nous arrachait, autant que l'accordaient les régle-
ments, aux exercices d'un rude hiver.

Enfin, nous n'aurions garde, avant de clore cet agréable
chapitre, de dire merci à notre excellent confrère et ami, le
docteur Babeau, qui nous a soutenu de ses conseils et de son
expérience.

Le sujet choisi à la fin de nos examens et que nous avons
intitulé : « Contribution à l'étude clinique de la pseudo-méningite chez l'enfant», avait attiré notre attention depuis longtemps déjà, car il est actuel et présente un vif intérêt.

Des médecins disent quelquefois : «j'ai vu un cas de guérison
survenu lors d'une méningite et je crois avoir eu affaire non
à la vraie, mais à la fausse.» On n'a pas encore nettement
défini les limites qui séparent la pseudo-méningite de la méningite vraie, parce que le diagnostic en est délicat sinon impossible, le plus souvent. Quelques observations recueillies
dans le service de M. le professeur Baumel nous ont beaucoup
frappé. Nous les relaterons en les commentant. C'est ainsi
qu'une tuberculose des méninges, que l'on considérait comme
incurable a parfaitement cédé sous l'influence d'un régime
médicamenteux et alimentaire bien appliqué; c'est ainsi que

des pseudo-méningites ont eu une terminaison heureuse et qu'aucun enfant atteint n'a succombé.

Il n'en fallait pas davantage pour nous pousser vers une étude qui, fort difficile, avouons-le, aura sans doute été peu élucidée par notre thèse, mais nous avons voulu essayer quand même d'approfondir la question, laissant à d'autres plus compétents le soin de la résoudre.

Dr C. ROUANET.

INTRODUCTION

Il n'est pas nécessaire de remonter fort loin, dans l'histoire de la terminologie médicale, pour trouver le mot de méningisme, qui ne nous paraît pas devoir faire fortune.

Inconnu avant 1894, date à laquelle il fut proposé au Congrès de Lyon, par le docteur E. Dupré, il a été, ces derniers temps, l'objet de nombreuses discussions. Les uns préféraient : pseudo-méningites, d'autres : fausses méningites, mais le professeur Potain n'a point résolu la question, en disant : « Il n'y a pas de fausses maladies, il n'y a que de faux diagnostics ». Beaucoup de savants, nous le verrons, n'acceptent pas un tel jugement.

Pourquoi a-t on eu l'idée d'attribuer un terme propre à un cas spécial ? C'est bien qu'il devait être classé à part, dans les groupes pathologiques, qu'on le reconnaissait isolé dans son essence, quoique ressemblant, par certains côtés, à des états morbides semblables. Il en est de même pour les triangles : ils peuvent ne pas être égaux, quant à leurs surfaces, et avoir une similitude parfaite, quant à leurs formes. Cet exemple est bon à retenir.

Cependant, comme des auteurs, et non les moindres, ont employé des mots synonymes, nous admettrons indifféremment les uns ou les autres, à cause du désaccord régnant entre les cliniciens, (désaccord peu grave, en réalité, puisqu'il s'agit seulement de l'adoption d'un terme) ; et nous préférons malgré cela, le titre adopté en tête de notre thèse, d'après les conseils éclairés de M. le professeur Baumel.

C'est ainsi que Monsieur l'agrégé Gilles de la Tourette, à son tour, s'est élevé, à la Société Médicale des Hôpitaux (séance du 10 janvier 1896), contre l'introduction dans la nomenclature scientifique, de l'expression : « méningisme », qui, pour lui, « semble vouloir dire quelque chose, sans rien signifier, si ce n'est que le malade présente des accidents dont on évite soigneusement de chercher la cause, satisfait qu'on est, de les avoir qualifiés. » Le docteur Potain avait, naguère, émis précisément l'avis opposé...

Pseudo-Méningite révèle donc l'idée d'une altération des méninges, sans que celle-ci soit manifestée à l'autopsie, par des lésions anatomo-pathologiques. Est-ce à dire qu'elles n'existent point ? A cette objection, il est permis de répondre : La science actuelle n'est pas capable de les définir, de les décrire, cela est vrai, mais on doit croire que les progrès futurs fourniront des détails ignorés aujourd'hui. Il faudra de longues années, des investigations minutieuses, des perfectionnements multiples, car des morts survenues sans causes apparentes au microscope, seront expliquées difficilement.

« Les pseudo-péritonites, dit M. Dupré, qui méritent bien l'heureuse désignation de péritonisme, donnée par Gübler, sont vraiment à la séreuse abdominale, ce que sont à la séreuse cérébrale, les pseudo-méningites. Je crois qu'on est en droit, en présence d'une telle analogie dans les faits, d'invoquer ce précédent et d'établir, dans le langage, la distinction qui, dans la réalité, sépare des groupes de phénomènes aussi profondément différents. »

Ainsi, en adoptant le terme de méningisme, M. Dupré et certains auteurs qui se sont depuis occupés de cette étude, ont admis, entre lui et la méningite, entre la mal   septique et la

maladie toxique, la même opposition qu'entre la péritonite et
le péritonisme. Ce sont là, certes, des subtilités de langage,
pas plus. Des médecins ont cru pouvoir rattacher les phénomènes observés, à des manifestations d'ordre nerveux chez des
personnes en puissance d'hystérie, de là les pseudo-méningites hystériques ; d'autres ont voulu voir seulement des localisations particulières d'un état déjà existant dans l'organisme,
d'une infection ayant atteint d'autres points, d'où les pseudo-
méningites pneumoniques, grippales, typhoïdes, helminthia-
siques, etc...... Bouchut avait nettement envisagé la chose
et signalé la guérison comme le caractère le plus important.
Dans son traité des névroses congestives de l'encéphale (1866),
nous avons lu deux observations de malades ayant eu de la
somnolence, de la céphalée, avec constipation, vomissements,
cris hydrencéphaliques et guéris.

« La terminaison heureuse, dit-il, est une raison excellente
pour croire qu'il n'y avait là qu'une pseudo-méningite. D'ailleurs, ces faits ne sont pas les premiers que j'observe. C'est là
une maladie réflexe de l'encéphale, que plusieurs causes con-
courent à produire et dont vous rencontrerez assez souvent
des exemples. Dans les cas que vous avez vus, la forme est
inusitée, exceptionnelle, mais là où vous trouverez la pseudo-
méningite avec ses caractères habituels, c'est dans l'état cérébral réflexe de l'enfance, produit par l'angine tonsillaire
aiguë, par certaines maladies éruptives, inflammatoires, ou
vermineuses.»

Notre but n'est pas de rechercher lesquels ont raison, parmi
ces maîtres de la médecine; la tâche serait trop lourde, et trop
au-dessus de nos forces. Mais on peut, quand même, avoir
une opinion, et la soumettre, après l'avoir défendue. Nous
essaierons de prouver, que les divers cas, lus ou observés par
nous, sont, semble-t-il, des manifestations d'ordre infectieux
ou toxique et que, dans un grand nombre de maladies, on

trouve la pseudo-méningite, devenue alors un état local et passager d'une atteinte plus sérieuse de l'organisme, ou bien une hystérie toxique, infectieuse, réaction pathologique sur les méninges et le cerveau.

Il ne faut pas, ici plus qu'ailleurs, être partisan acharné d'une théorie unique :

In medio stat virtus ;

l'éclectisme a souvent la première place et doit l'avoir de par le bon sens, l'observation clinique, le raisonnement.

Plusieurs causes sont certainement en jeu ; l'hystérie ne sert que de soutien à la toxine, capable de déterminer alors le méningisme. Ce poison serait inactif, sans elle.

Quant à la méningite tuberculeuse, nous ne nous en occuperons que secondairement. Certains auteurs ont admis sa curabilité, d'autres ne veulent pas y croire. Il en est qui sont revenus sur leurs opinions de jadis, comme Monsieur le professeur Baumel qui, après deux observations relatées dans notre travail, est devenu moins affirmatif et accepte l'idée de la curabilité. Tel est l'avis de nombreux praticiens, plus nombreux qu'on ne le suppose et après avoir lu ces cas accompagnés de réflexions cliniques inspirées par eux, il ne nous semble pas possible que l'on puisse soutenir la théorie de l'incurabilité.

HISTORIQUE

« Rassemblons les faits, pour avoir des idées ».
BUFFON.

C'est depuis 1889, époque marquée par l'apparition des épidémies d'influenza, avec prédominance de symptômes nerveux, qu'il y a eu des exemples caractéristiques de pseudo-méningites. « On considérait le principe infectieux de la maladie, le poison grippal, comme capable de provoquer des troubles encéphaliques simulant, à s'y méprendre, les accidents méningitiques tuberculeux, » dit le docteur Roesch. Des cas où le bacille de Koch n'avait pas été rencontré, où des pneumonies, des fièvres typhoïdes, s'étaient modifiées et « transportées au cerveau », comme l'ont écrit nos ancêtres dans la médecine, furent signalés antérieurement. Les vers intestinaux, eux-mêmes, avaient pu provoquer des phénomènes dangereux, parfois mortels. L'hystérie, surtout, s'était présentée, en maintes circonstances, avec le syndrome méningitique. Rilliet, Trousseau, Barth, Wert, d'Hénoch, Blach et d'autres, citent des cas authentiques de guérison. Était-ce toujours de la bacillose ? Probablement non, car la mort en est 90 fois sur 100, la conséquence fatale. Qui dit tuberculose, signifie presque incurabilité ; cependant nous verrons qu'il ne faut pas être trop affirmatif.

M. P. Legendre, en décembre 1889, sous ce titre : « La

grippe actuelle chez les enfants », note dans la revue pratique obstétricale et hygiénique, certaines observations ayant trait à des formes spéciales de méningites guéries. MM. Comby, Gaucher, Sevestre, ont rapporté des faits semblables.

M. Laveran (dictionnaire de de Chambre, tome IV), rappelle une épidémie avec difficultés de diagnostic, à accidents nerveux d'une gravité exceptionnelle, quoique non mortelle.

Gintrac, Jules Simon, Huchard, Juhel Renoy, fournissent des exemples caractéristiques, à des dates récentes.

Voici comment Bouchut, dans son traité pratique des maladies du nouveau-né, comprenait l'affection :

« On rencontre souvent, dit-il, des enfants qui présentent avec un appareil fébrile marqué, des symptômes non équivoques de congestion cérébrale, caractérisés par la mauvaise humeur, les cris, l'agitation, la chaleur de la face et du cuir chevelu. On attend, prêt à saisir de nouvelles indications plus caractéristiques de la fièvre cérébrale, puis, les accidents se dissipent et l'on est dans l'impossibilité de donner un nom aux phénomènes observés. C'est la pseudo-méningite, ... névropathie aigüe, fébrile, passagère, caractérisée par la température anormale, l'irrégularité du pouls, les vomissements, la constipation, le délire et les douleurs de tête : elle est occasionnée par la congestion réflexe des méninges ».

Alison (in : mémoires sur les symptômes et les complications de la grippe), relate deux cas de méningisme, suivis de guérison, survenus chez des garçons de 16 et 12 ans. Selon lui, si une personne est débilitée, soit par un travail intellectuel considérable, soit qu'une partie du corps présente le « locum minoris resistantiæ », en vogue autrefois, c'est là qu'évolue l'accident consécutif à la grippe. Chez les enfants, les jeunes gens fatigués par des excès d'études, les méninges fourniront une place prête à favoriser la pullulation des germes nocifs.

H. Bidon (Revue de médecine, août 1890), rapporte le cas d'un garçon de six ans, guéri après sept jours de souffrances, ayant simulé la méningite, au point de s'y méprendre ici encore.

H. de Brun croit à l'existence d'un microbe non isolé jusqu'ici, mais produisant des ptomaïnes, seules capables de léser l'encéphale et a écrit des conclusions presque identiques aux précédentes.

Comme nous l'énoncions au début de la préface, en dehors de la grippe, nombre de maladies peuvent se compliquer de méningisme. Les cliniciens ont vu fréquemment une fièvre typhoïde, une pneumonie, par exemple, être sur la fin de leur évolution, puis, tout à coup, sans que rien fît pressentir une aggravation, le patient offrait des symptômes cérébraux très nets. Quelquefois, même sans la co-existence d'autres états morbides, les troubles méningés étant survenus, la mort en fut le dénouement, et rien, à l'autopsie, ne révéla les lésions soupçonnées.

MM. Grasset, Chantemesse, Belfanti, Netter, Hutinel, ont publié des leçons dans ce sens. Le dernier compare deux cas fort intéressants. C'est une pneumonie compliquée de symptômes méningitiformes, chez une jeune fille de sept ans. La mort survint le neuvième jour, tandis que la même maladie, d'origine identique, fut guérie chez une seconde fillette.

Nous en arrivons à la pseudo-méningite due à l'hystérie. Charcot a noté l'une des premières observations en 1880. Six ans plus tard, Reynaud publia une histoire de méningisme hystérique avec fièvre. Ollivier, en septembre 1891, au congrès de Marseille, présenta un cas analogue. Une enfant s'offrait avec les caractères de méningite tuberculeuse manifeste. Il diagnostiqua ainsi d'après les signes bacillaires, mais, à son grand étonnement, loin de s'aggraver, ces symptômes s'amendèrent au point de disparaître un à un. Ollivier

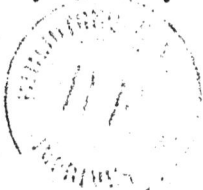

examina la jeune fille totalement retablie, la surveilla davantage et finit par reconnaître en elle, l'existence de l'hystérie.

Il y aurait long à écrire, si l'on voulait seulement citer les
noms des auteurs qui se sont occupés de cette question, dans
des articles de journaux scientifiques ou des communications
à des sociétés médicales.

Souques, de Tuja, Huchard, Berlureaux, Gilles de la Tour-
rette, Gaillard, Séglas, Bardol…. ne doivent pas cependant
être passés sous silence. Leurs bonnes descriptions cliniques
et leurs rapports avec exemples à l'appui, valent la peine
d'être lus attentivement.

Tous ces faits sont antérieurs à 1894, époque où Dupré
unifia les récits épars des auteurs. C'est lui, qui au Congrès
de Lyon de la même année, et dans le traité de médecine :
De Bove-Achard, proposa le terme de méningisme et groupa
en un même faisceau, des états pathologiques se ressemblant
par beaucoup de côtés. Les études se sont multipliées depuis.
Il faut citer les observations recueillies par MM. Babeau et
Albarel. L'une d'elles a trait à une broncho-pneumonie ayant
simulé la méningite tuberculeuse. La guérison fut obtenue.
M. le professeur Baumel, dans le service de qui s'est produit
ce cas fort instructif, suivi de plusieurs autres, en 1896,
1897, 1898, a approfondi ce sujet; nous aurons l'occasion
d'y revenir, dans le courant de la thèse.

Bezy, à la société médico-chirurgicale de Toulouse (1er février 1894) a décrit les diverses formes de méningites : latente,
hystérique, infectieuse, intestinale, par répercussion… Il
parle d'un enfant chez lequel une urémie s'était traduite par
le syndrôme méningitique au complet. Un eczéma lui avait
donné naissance.

C'est donc une preuve nouvelle que le méningisme n'est dû,
le plus souvent, qu'à une maladie quelconque, infectieuse ou
toxique, existant dans l'organisme, et dont il serait une com-

plication. En 1893, notons les thèses de Roesch et de Martin, Noblet et de Pochon, plus récemment celle de Rocca, parue il y a quelques semaines, chacun étudiant les pseudo-méningites en se plaçant à des points de vue différents.

Bazy, comme conclusion de son travail, donne les suivantes, qui se dégagent de ce préambule historique. Elles méritent de le clore, on en trouverait difficilement d'aussi nettes.

Nous les résumerons en quelques lignes :

« — 1° — La méningite peut, chez certains enfants, ne se révéler par aucun symptôme alarmant et constitue parfois une trouvaille d'autopsie.

— 2° — Par contre, certains accidents désignés sous le nom de méningisme ou de pseudo-méningites, peuvent en imposer à tort pour une méningite.

— 3° — Dans beaucoup de cas, ces accidents seront tributaires de l'hystérie, l'infection, l'helminthiase.

— 4° — En présence de ces symptômes, il sera toujours bon de rechercher l'absence de certains causés par la méningite, et la présence d'autres signes, dus aux causes précitées.

— 5' — Dans les cas difficiles, le diagnostic pourra être posé en se basant sur les résultats thérapeutiques ».

ÉTIOLOGIE

Plus ici que partout ailleurs, domine l'hérédité neuro-pathologique, « la cause des causes, cette grande force gouvernant le monde », selon l'expression de Trélat. On comprend combien l'excessive impressionnabilité des couches corticales et des nerfs issus de ce point seront le centre choisi pour les réactions pathologiques du cerveau. Alors même qu'aucun autre motif d'influence ne serait soupçonné, cette susceptibilité étrange donnerait la solution d'une foule de problèmes cliniques où se perd quelquefois la sagacité médicale. On a vu des enfants à deux doigts de la mort, offrant les symptômes méningitiques les plus dangereux, se relever tout à coup, à la surprise générale, et renaître à la santé sans rechutes ni récidives. Cela provient justement de cette énorme sensibilité des milieux corticaux chez lesquels un trouble dynamique même très léger, se traduit par des signes extérieurs d'une exceptionnelle gravité. Le jeune âge est enclin à ces accidents, parce qu'à cette période de la vie, la substance cérébrale, en voie de formation, a besoin, plus que toute autre partie, d'être nourrie, largement arrosée de sang. Elle commande à l'organisme en ses innombrables détails, aussi le moindre excès, la moindre modification survenue dans cette activité de matière formative, trouve-t-elle un écho qui va grandir. Ces changements, ce surcroît de travail ou ce repos affaiblissant, qu'expliquent seules les vaso-constrictions succédant brusquement aux vaso-dilatations, voilà bien l'hérédité neuro-pathologique, sombre cortège de maladies reproduites de père en fils par l'intermédiaire de la cellule embryogénique. L'hystérie est parmi celles-là. Y a-t-il eu dans une famille, des parents directs, des collatéraux qui l'aient eu, il existera toujours chez les descendants, les symptômes totaux ou larvés, de la névrose.

« L'affection hystérique, en effet, se montre sous une infinité de formes et si le médecin n'a pas beaucoup d'expérience, il attribuera à une maladie essentielle et propre à tel organe, les signes qui en dépendent uniquement ». Ainsi s'exprimait Sydenham en 1681.

M. le professeur Grasset a dit : « On peut donc avoir du méningisme sans méningite, comme dans d'autres cas de la méningite sans méningisme. C'est la proclamation éclatante de ce fait que la symptomatologie n'a qu'une valeur géographique ou physiologique et non anatomique ».

Bouchut a dit récemment : « La fréquence dans le jeune âge, s'explique par la vivacité des actions réflexes, tandis que chez l'adulte elles se traduisent d'une façon plus obscure, sont une autre forme, ayant une marche aiguë ou chronique ».

La « grande simulatrice » a souvent mis dans l'embarras les cliniciens les plus éclairés et on l'a confondue parfois avec le méningisme. Mieux que les raisonnements, l'exemple suivant le démontre. Il est à citer sans retouches ; on en trouve peu où se révèlent aussi bien les hésitations du savant au chevet de la souffrance et les difficultés réelles d'un diagnostic purement médical, basé sur l'étiologie la plus indiscutable. Quoique ne paraissant se rapporter que de loin au titre du travail, nous le rapportons, cependant, d'abord parce que la malade a un âge assez jeune et que son histoire est instructive.

OBSERVATION I

M. Huchard (*Société médicale des hôpitaux*, 13 décembre 1895).

D. H..., femme âgée de 24 ans, ne présente rien de particulier dans ses antécédents héréditaires. Ses parents, ses frères et sœurs sont bien portants. Dans ses antécédents personnels nous trouvons une rougeole de la première enfance, et une pneumonie à 20 ans; de plus une fausse couche à 22 ans, à la suite de laquelle elle a eu des troubles utérins presque constants (pertes très abondantes, métrorrhagies fréquentes). Enfin nous relevons dans ses antécédents des *manifestations nerveuses* qui auraient duré douze jours et que l'on a considérées comme le fait d'une *congestion cérébrale* (à 17 ans).

Le malade entre à l'hôpital (salle Delpech N° 13) pour une *angine* s'accompagnant de douleurs dans les mouvements du cou, elle nous dit qu'elle est souffrante depuis six semaines environ et qu'elle a eu, vers le début de ses malaises, une éruption généralisée considérée comme une rougeole, d'autant plus qu'il y avait une épidémie de rougeole dans sa maison. Actuellement, l'angine se caractérise par une tuméfaction assez considérable des amygdales présentant sur un fond très injecté quelques points d'apparence pultacée, notamment sur l'amygdale droite; aucun aspect de pseudo-membranes et la culture des produits de la gorge a donné sur sérum et agar des colonies de streptocoques et staphylocoques. Du côté droit, qui est sensible à la pression, on trouve une tuméfaction ganglionnaire très notable, sans empâtement proprement dit; les ganglions sont assez séparés les uns des autres. Au niveau de la lèvre supérieure et à sa face interne, on trouve les traces d'une lésion desquamative. Ses caractères ne sont pas nets, mais font cependant songer à une plaque muqueuse.

L'examen de la région vulvaire et anale reste négatif. Les téguments sont sains; seulement au niveau de la région dorsale, une éruption en voie de guérison qui pourrait faire songer à une syphilide. L'état général n'est pas très marqué: peu de fièvre, *mais léger embarras* gastrique avec céphalée. L'examen des organes reste négatif. Devant l'ensemble des symptômes et des commémoratifs, bien que les traces de l'accident primitif n'aient pu être trouvées, le diagnostic de *syphilis secondaire* fut discuté et admis comme probable.

Traitement. — Pilules de protoiodure et lavages antiseptiques de la bouche.

14 octobre. — Onze jours après l'entrée, la température qui était restée normale, sauf deux fois où elle avait atteint 38°,5 et 38°,2 (axillaire), monte à 39°,8, et en même temps la céphalée devient très intense. L'angine est plutôt en voie de régression; l'adénopathie n'a pas changé d'aspect : pas de menace de phlegmon vers ce côté. Il faut rechercher ailleurs la cause de cette élévation thermique.

L'examen complet révèle une altération des lignes pulmonaires. En effet, au *sommet droit* on constate une diminution très notable de la sonorité au niveau des régions sus et sous-épineuses. En avant et dans le reste du thorax, la sonorité est normale. L'auscultation donne une diminution du murmure vésiculaire, sans bruits anormaux. Le lendemain et les jours suivants, les signes persistent, la matité est indiscutable, mais pas de râles, l'existence d'un souffle lointain ayant été un instant discutée. La température fébrile persiste, la respiration est accélérée (polypnée), la céphalalgie continue très intense. Le diagnostic d'affection pulmonaire aiguë que l'on pouvait discuter au début, semble, en raison de l'anomalie de la marche, de la disproportion des symptômes locaux et des symptômes fonctionnels ou généraux, devoir être abandonné. Pour ces raisons (plusieurs candidats au bureau central ont d'abord spontanément posé avec nous ce diagnostic), on songea à la possibilité de tuberculose pulmonaire; l'existence de *syphilis pulmonaire* fut même avancée.

L'examen bactériologique des crachats resta négatif à tous points de vue ; du reste, l'expectoration, presque nulle, ne présenta aucun caractère particulier. En raison de la persistance des signes, un vésicatoire fut appliqué au sommet droit.

Les choses restent en état jusqu'au 22 octobre.

À cette époque la céphalée qui existe depuis le début devient très intense, le malade se plaint constamment ; cette céphalée est rebelle à tout traitement ; la température reste à 40° le matin et le soir ; mais prise plusieurs fois dans la journée, le thermomètre marque 37°. Météorisme abdominal qui fait songer déjà à la *neurasthénie*.

27. — La céphalée devient intolérable, le malade se plaint à haute voix, et demande à grands cris un soulagement.

28. — La céphalée est extrême ; strabisme convergent ; température 39°,1. Pas de troubles de la sensibité ni de la motilité. La nature et l'intensité des symptômes font penser à une *méningite.*

Discussion du diagnostic :

1° Accidents méningés consécutifs à une *infection prolongée à streptocoques* (porte d'entrée : l'angine qui persiste encore avec l'adénopathie ?) Mais la courbe thermique depuis le 24 est descendre d'un degré, et de plus la malade ne présente aucun signe de maladie infectieuse réelle.

2° *Méningite tuberculeuse.* — L'hypthèse s'allie assez avec les troubles pulmonaires du début d'origine mal définie, à localisation au sommet et à marche anormale, submatité très manifeste du sommet droit. Mais si la céphalée, les troubles oculaires, les troubles vaso-moteurs (raie méningitique) existent avec ces signes pulmonaires, le pouls n'est pas inégal, la respiration, si elle a été parfois très accélérée (polypné), n'est pas irrégulière. Il n'y a pas de contractures ou de paralysies partielles ; enfin contre l'hypothèse de la tuberculose, il n'y a pas d'émaciation de la face, pas d'amaigrissement marqué, de sorte que malgré la notion des anomalies de la bacillose méningée de l'adulte, ce diagnostic finit par être écarté. D'un autre côté le strabisme convergent par contracture des deux muscles droits internes, ou par paralysie des muscles droits externes, est un fait absolument anormal dans l'histoire clinique de la méningite tuberculeuse et de toutes les méningites. Cette anomalie fait songer déjà à l'existence possible d'un simple méningisme hystérique.

3° *Syphilis cérébrale.* — La syphilis secondaire avait été discutée au début du séjour de la malade à l'hôpital, et ce diagnostic avait été admis comme probable. En présence des symptômes cérébraux et de la céphalée extrême qui arrachait des plaintes à la patiente, l'hypothèse de syphilis cérébrale devait se poser avant toute autre, et, malgré les quelques particularités remarquées dans l'évolution de la maladie. Le traitement antispécifique se trouvait alors justifié.

31. — La malade est dans le délire le plus complet, mais il s'agit d'un délire particulier qui ne ressemble pas à celui des affections cérébrales ou méningitiques. Elle parle sans cesse, à tort et à travers, crie, vocifère, interpelle, s'agite sans cesse dans son lit.

1er novembre. — A deux reprises pendant la nuit, crise laryngée subite, avec cyanose de la face, constriction de la gorge et menace d'asphyxie, puis après quelques minutes, disparition des accidents.

2. — Le strabisme persiste, l'amaurose est complète. La possibilité de *neurataxie* à laquelle on avait déjà songé, mais comme épiphéno-

même dans le cours d'une syphilis secondaire, cette possibilité s'accuse d'autant plus qu'aucun diagnostic ferme n'a pu être posé depuis l'entrée de la jeune fille.

3. — Dans la journée ce diagnostic se confirme ; la malade a six attaques de suite rappelant les crises laryngées nocturnes précédentes, mais l'une d'elles se présente avec les signes de l'attaque caractéristique d'hystérie et l'arc de cercle ; quelques troubles de sensibilité générale, quelques plaques d'anesthésie disséminées irrégulièrement ; abolition du réflexe pharyngé ; clou hystérique sur le sommet de la tête : pas d'autres points douloureux, pas de rétrécissement du champ visuel, conservation de la notion des couleurs. Les signes de matité pulmonaire ont disparu et semblent devoir être rattachés à un état spécial de la paroi musculaire (pseudo-matité hystérique). L'adénopathie cervicale a diminué. L'angine a disparu après quelques nouvelles poussées. L'état général est bon et la température normale.

Les troubles de sensibilité apparaissent ; quelques plaques d'anesthésie ; disparition du réflexe pharyngé qui existait au début et rendait difficile l'ensemencement de la gorge. Délire, hallucinations, tentatives (peu *sérieuses*) de suicide, elle parle de se jeter par la fenêtre, de boire des poisons, elle avale le contenu de l'encrier, pleure et rit de même ; le strabisme a disparu la vue est revenue. En même temps que le diagnostic d'hystérie est complètement établi, la température tombe et la malade se lève. De temps à autre, a deux reprises différentes, l'amaurose est revenue, ainsi que le strabisme convergent, et il est curieux de voir la malade se promener dans la salle accompagnée de la surveillante qu'elle ne quitte plus, avec un strabisme convergent, complet, une amaurose absolue, et cependant dans un état de quiétude tel qu'elle rit et chante à chaque instant.

25. — Actuellement, a part un délire enfantin s'accompagnant du désir d'attirer l'attention et une émotivité toute particulière, elle ne présente que peu de signes de neurataxie. Les symptômes méningitiques n'ont plus reparu.

Cette observation ne valait-elle pas la peine d'être citée au complet. C'est une jeune fille, presque une enfant, sur le cas de laquelle aurait fait une erreur le médecin le moins susceptible de la commettre.

Mais il existe d'autres causes du syndrôme, les maladies infectieuses sont parmi les plus redoutables. C'est toujours le même principe dictant les mêmes conséquences. Empruntons un exemple à la clinique ;

Voici une fièvre typhoïde qui évolue suivant le cycle connu, chez un homme robuste. Peu à peu, la toxine va envahir les organes éloignés de l'intestin, diminuera leur force de résistance, créera des milieux anormaux propres à subir le contre-coup secondaire d'infections lointaines, détruira la barrière qui s'opposait auparavant à la venue des microbes. Ce nouveau champ de pullulation, où donc peut-il être mieux placé, sinon dans le cerveau et les méninges, irrigués abondamment, ayant besoin de recevoir à chaque seconde la puissance alimentaire, afin de gouverner nos millions de cellules différentes? Arrive un jour où cette affluence diminue, où les globules blancs de Metchnikoff ne sont plus en nombre pour lutter contre le bacille envahisseur, où la ptomaïne sécrétée par lui ne trouve plus l'antidote compensateur, à ce moment, l'équilibre étant rompu, les méninges réagissent. Telle est la cause suffisante pour se traduire aux yeux de l'observateur par des symptômes méningitiques d'une netteté absolue. Le degré de contamination des centres nerveux, le degré de résistance à l'action infectieuse, créent seuls des différences entre la pseudo-méningite et la méningite. La première est due à une atténuation du virus, à une lutte inégale dans laquelle l'organisme l'emporte ; la seconde, au contraire, doit la victoire à la grande quantité de poisons versé dans le sang par les microbes et à l'impossibilité pour les cellules stables ou mobiles, d'arrêter les progrès du mal.... La pneumonie, la grippe, le rhumatisme, la rougeole, la coqueluche, trop souvent suivies de la broncho-pneumonie, l'impaludisme, la variole, la scarlatine, la syphilis (dont la microbiologie est inconnue jusqu'à aujourd'hui, mais qui n'en est pas moins une maladie contagieuse, puisqu'elle se transmet comme elles et mieux qu'elles), toutes les infections, en un mot, sont dans le même cas.

L'urémie, la constipation, produiront le syndrome méningitique, parce que leur résultante se portera sur l'encéphale, par la persistance des matières nuisibles à ne pas être éliminées, sous des influences diverses.

Quant à l'alcoolisme, à l'helminthiase, à la dentition surtout, on ne peut ici qu'invoquer l'acte réflexe se traduisant à distance (en vertu de la loi de Descartes : toute impression périphérique se transmet au moyen d'un nerf centripète, jusqu'aux centres nerveux ; là, elle se transforme et se réfléchit sur une voie centrifuge qui la ramène au point de départ, sous forme de mouvement, le long des faisceaux pyramidaux directs et croisés de la moëlle).

Ici, la transformation des troubles dûs à l'alcool, aux vers, aux dents, c'est la foule des signes méningitiformes, persistant longtemps, après le choc, comme l'indique cette autre loi de la mécanique nerveuse : l'ébranlement issu d'une forte excitation dans les centres réflexes, persiste un certain temps après que l'excitant a cessé d'agir, de même que les vibrations d'une cloche se prolongent longtemps après le choc qui les a produites.

La perpétuelle sensation provoquée par l'ébranlement alcoolique, la désagrégation des enveloppes encéphaliques chez l'éthylique, les filets du pneumo-gastrique, irrités par les parasites, dans l'helminthiase : la suractivité des alvéoles dentaires, lors de la formation des dents et les irritations transmises par les nerfs qui y aboutissent, ce sont les impressions périphériques; leur résultat, c'est la pseudo-méningite.

Ces données étiologiques en disent assez sur la durée des symptômes parfois au complet, de cet état morbide, surtout quand nous aurons rapelé qu'un terrain névropathe les engendrera rapidement. Chez l'enfant, l'écorce cérébrale en voie d'évolution ; chez le jeune homme, le cerveau surmené, comme à la veille des examens, faible, atrophié; chez l'adulte, les soucis de la lutte pour la vie, qui deviennent de jour en jour plus nombreux et redoutables, ce sont là aussi des causes de méningisme, on le comprend sans peine. Faut-il une comparaison, on la trouvera dans d'autres états de localisations secondaires d'ordre infectieux. L'endocardite ne succède-t-elle pas presque toujours au rhumatisme ; n'a-t on pas vu des pleurésies para et méta-pneumoniques? Dans ce cas, inutile de s'étendre davantage. Ces deux exemples sont trop frappants; ils valent, sans autres preuves, toute une étiologie.

Si l'adulte et le vieillard sont rarement victimes de la pseudo-méningite, c'est que presque seule l'urémie l'occasionne chez eux. Le sexe ne crée pas de distinctions, et l'enfant, surtout après le vingtième mois, sera un sujet de craintes continuelles, dues précisément à ce qu'il offre alors un excellent terrain de culture aux microbes. Au reste, dit Dupré, « la fréquence du syndrôme dans l'enfance s'explique par l'intensité des processus nutritifs, dont l'écorce cérébrale est le siège, à un âge où le développement des circonvolutions acquiert son maximum d'intensité. » C'est ce que nous avons déjà expliqué d'une façon identique.

Peut-être ces longues pages sur l'étiologie paraîtront-elles interminables, mais si nous nous y sommes tant étendus, c'est afin de suivre l'excellent précepte de Trousseau, qui a écrit : « qu'une bonne recherche des causes de la maladie, vaut la moitié du traitement. » Ce sera aussi la partie principale de notre travail.

Anatomie et Physiologie pathologiques. Bactériologie

Elles ne nous arrêteront guère car dans la pseudo-méningite la mort est l'exception. Les autopsies étant rares, l'étude mi-

croscopique ne pourra fournir l'explication détaillée des phénomènes. Où la trouver ? Les cliniciens ont voulu quand même
fournir des explications hypothétiques. Les uns ont dit : actes
réflexes, le grand sympathique est en jeu, de là les paralysies
vrso-motrices si fréquentes dans le cours des troubles cérébraux. Les autres ont répondu : stase sanguine. Grisolle a cru
à la pyohémie ; erreur profonde, la température étant très
élevée alors, ce qui n'est pas toujours le cas de la pseudo-
méningite.

Un troisième groupe *a donné* à la métastase une importance
trop grande.

« Pour moi, dit Jules Simon, la méningite tuberculeuse ne
guérit pas et les cas que l'on considère comme tels, n'étaient
que des faits de congestion cérébrale, compliqués d'hydrencé-
phalie aiguë, de cette congestion à début brusque, rapide, se
produisant sous l'influence subite du froid, d'une indigestion,
et qui donne lieu assez souvent à des phénomènes morbides
analogues à ceux d'une méningite au début. » (*Gazette des
Hôpitaux*, 1887.)

Cadet de Gassicourt nie la curabilité de la méningite tuberculeuse. « Celles qui guérissent sont secondairement dévelop-
pées autour de néoplasmes d'origine bacilaire ou syphilitique. »

De Brun considère le méningisme comme une complication
de la grippe, et ajoute : « Elle est la conséquence de la péné-
tration et de l'évolution dans l'organisme, d'un microbe pneumocoque ou streptocoque, selon les cas) qui est un de nos hôtes
habituels, et auquel les modifications que l'influenza imprime
à notre économie, ont permis de franchir les barrières que
nous lui opposons en état de santé, tandis que les formes nerveuses sont sous la dépendance immédiate d'un microbe encore
non isolé, ou des ptomaïnes qu'il sécrète. »

La phrase de Dupré semble donner une explication satisfai-
sante : « L'extrême richesse et la disposition flexueuse du ré-

seau vasculaire méningé, multiplient les voies anatomiques de la dissémination des germes et les chances de l'inoculation, car le ralentissement relatif du sang prolonge le contact des bactéries avec les membranes méningées. Par conséquent, la prédisposition nerveuse prépare le terrain, l'infection l'ensemence. » Traité de médecine De Bove-Achard.

Les microbes trouvés dans les quelques autopsies de méningisme sont fort variables, nous les citerons seulement, leur description étant déplacée ici. Le pneumocoque, le staphylocoque, le streptocoque, les bacilles d'Eberth, de Koch, les microorganismes connus s'y rencontrent. Chacun produit une action plus ou moins sensible, mais il faut dire que le dernier engendre des accidents mortels en des proportions exceptionnellement graves.

Un point sur lequel nous ne saurions trop attirer l'attention, c'est le rôle malheureusement ignoré de beaucoup, joué par les dents. Si nous insistons, c'est que M. le professeur Baumel, notre maître distingué, ne cesse, en maintes circonstances, d'attribuer à la dentition une influence qu'il faut lui reconnaître, tellement elle est évidente, quoique méconnue trop souvent. Cette irritation continuelle, jointe à l'impressionnabilité excessive du jeune âge, ces rameaux nerveux aboutissant à des filets plus épais et de là au trijumeau qui, recevant les sensations les plus petites, transforme vite une cause minime en un effet considérable; tel est l'effet. Des cas ont été observés qui montrent combien est réelle l'action des alvéoles. Cadet de Gassicourt, Henri Roger, ont admis ce fait indéniable. M. Baumel a écrit dans ses leçons cliniques sur les maladies des enfants ; « Il y a surtout concomitance entre la dentition et l'apparition de la pseudo-méningite, ou pour mieux dire, celle-ci est souvent consécutive à l'évolution dentaire. » Luigi Concetti partage la même opinion.

L'anatomie pathologique n'a pas étudié le motif de ces

relations sensibles; la clinique seule nous fournira certains détails explicatifs.

Formes cliniques

Comme l'indique le titre de notre travail, nous laisserons la symptomatologie prise à part, pour nous occuper des maladies où l'on a affaire à la pseudo-méningite. Du reste, un point essentiel la caractérise : c'est le manque de plusieurs signes sur lesquels on base un bon diagnostic de méningite vraie. Les vomissements, la céphalalgie, la constipation tenace, les changements subits de coloration à la face, la photophobie, l'inégalité pupillaire, la soif vive, l'anorexie, la sécheresse de la peau, les contractures fugaces, mobiles, à siège variable, l'opisthotonos, l'emprosthotonos, l'attitude en chien de fusil, le trismus, la raie méningitique, le délire nocturne, le cri hydrencéphalique, aigu, plaintif, à allures spéciales, tous ces symptômes existent bien dans les deux cas, mais le méningisme les possède sinon moins nets, du moins en nombre plus restreint et avec des variantes parfois difficiles à apprécier, il faut le reconnaître. Passons en revue certains des états où peut se rencontrer cette simulation étrange.

D'abord, la pseudo-méningite tuberculeuse, a causé le plus d'erreurs, la ressemblance allant quelquefois jusqu'à tromper le médecin, d'un bout à l'autre de la durée des phénomènes.

Voici l'histoire de ce cas pris au jour le jour, elle nous a vivement intéressée.

OBSERVATION II (inédite)

(Recueillie dans le service M. le professeur Baumel, à l'hôpital-général de Montpellier)

La malade dont nous parlons, offre cette particularité intéressante qu'ayant l'apparition des symptômes méningitiques elle avait présenté un ensemble de phénomènes simulant la bacillose, et l'on pouvait être porté à considérer les troubles cérébraux observés ultérieurement comme des manifestations d'une localisation méningée de la tuberculose.

Obs. — Madeleine M..., âgée de 7 ans, est admise le **22** septembre 1896 à la clinique des maladies des enfants, dans le service de M. le professeur agrégé Baumel. Pas d'antécédents héréditaires. Pas de maladies antérieures; la mère dit cependant que sa petite fille s'enrhume assez facilement.

Depuis une semaine environ, elle est très affaissée, son appétit a diminué et elle tousse.

23 septembre. — A la visite du matin on constate que la malade est émaciée, pâle et abattue.

La percussion de la poitrine ne décèle rien de particulier, l'auscultation révèle un peu de rudesse respiratoire au sommet gauche et un retentissement anormal des bruits du cœur en arrière du thorax.

A l'auscultation du cœur on perçoit un très léger souffle à l'orifice mitral et au premier temps.

La langue est saburale, le ventre tendu, le foie, augmenté de volume et douloureux, déborde de deux travers de doigt les fausses côtes.

Les selles sont irrégulières, il y a des alternatives de diarrhée et de constipation. Ni albumine ni sucre dans les urines.

La température qui, le soir est à 38°4, descend le matin à 37°2.

On ordonne des frictions à l'eau de Cologne, on prescrit de la teinture de digitale, III gouttes matin et soir, à prendre pendant quatre jours consécutifs et à suspendre pendant deux jours.

Ce traitement est complété par l'administration d'arséniate de soude (0,05 centigrammes pour 200 grammes d'eau, une cuillerée à café matin et soir) et de sirop de quinquina.

Comme régime : on donne du lait, des œufs battus dans du lait, du bouillon dégraissé.

Les jours suivants la température décrit une courbe ascendante.

24. — 36°2 le matin, 39° le soir.

25. — 37°7 le matin, 39°4 le soir; il n'y a pas d'aggravation des symptômes, la toux est fréquente, l'affaissement n'est pas plus marqué, mais la malade est constipée.

26. — 38° le matin et 38°7 le soir; pendant la nuit du 26 au 27, a des selles abondantes et diarrhéiques.

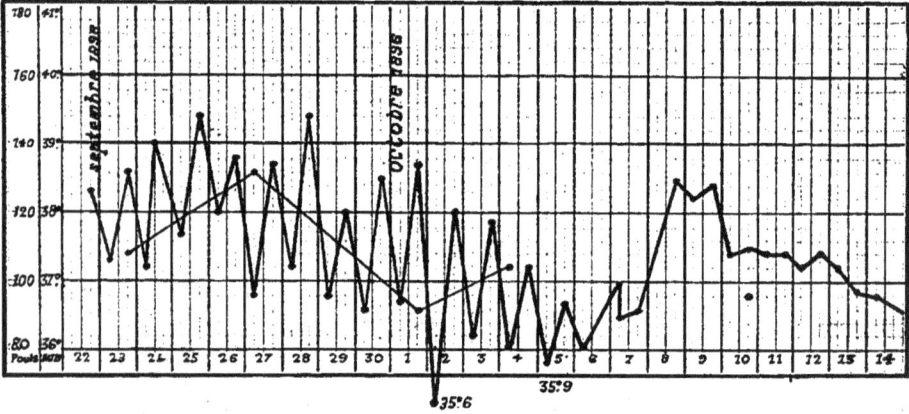

Le matin du 27 la température est à 36°8, le soir 38°6.

Ces oscillations thermiques continuent jusqu'au 3 octobre, à ce moment commence la période apyrétique.

4 octobre. — La malade a 37°2 le soir, et le lendemain matin 35°3.

On a permis le jus de viande; l'état général s'améliore; La malade reprend des forces, le foie n'est plus douloureux, il n'y a plus de tympanisme. •

On fait porter la fillette dans la cour, au grand air, pendant les heures fraîches de la journée.

23. — L'amélioration s'est accentuée progressivement, l'enfant a été soumise à un régime fortifiant, et l'émaciation a fait place à un un état bien meilleur.

Elle va être rendue à sa famille, lorsque brusquement, le 4 novembre, éclatent des symptômes graves, qui jettent l'émoi dans l'entourage.

Prise de céphalalgie extrêmement violente, accompagnée de vomissements très fréquents, l'espoir de la sauver semble s'évanouir, quoique la température reste cependant à 37°3.

5 novembre. — Même état s'accompagnant d'apyrexie.

6. — Les vomissements deviennent plus fréquents encore, la céphalalgie est excessive, la température monte le soir à 38°5, et le pouls à 100. Il n'y a pas de délire.

La malade est constipée depuis trois jours.

On administre la potion de Rivière pour combattre les vomissements.

7. — Il existe du délire, des cris de douleur, du mâchonnement et de la raideur dans la nuque; la céphalalgie est intense, pas de troubles pupillaires, les vomissements alimentaires et bilieux sont à peu près continus, La constipation persiste, la température, de 38°2 le matin, atteint 37°7 le soir.

On ordonne le lait glacé toutes les trois heures et la potion de Rivière Nos 1 et 2.

Applications d'une vessie de glace sur la tête.

Pour combattre l'état cérébral M. le professeur Baumel formule la potion suivante :

Chloral.......................	0,80 centigr.
Eau de fleurs d'oranger...........	20 grammes.
Sirop de pointes d'asperges........	30 —
Eau.......................	100 —

à administrer par cuillerées à bouche toutes les trois heures.

8. — Les vomissements ont cessé, mais l'excitation cérébrale demeure la même. Il y a une légère recrudescence fébrible, la température le matin à 37°5 arrive le soir à 40°5.

Même traitement.

9. — La malade est assoupie, toujours somnolente, elle n'a plus le délire bruyant des jours précédents, et ne se plaint que de céphalalgie; la température se maintient matin et soir à 38°5. La peau est sèche et chaude.

La constipation persiste; on ordonne un lavement glycériné.

10. — Le matin l'enfant est très éveillée; sa température est brusquement descendue à 37°1.

Le lavement n'ayant amené aucune selle, on donne l'huile de ricin. Dans l'après midi l'enfant a des selles abondantes, et le soir la température demeure fixe à 37°. La céphalalgie a disparu, l'état cérébral aussi.

Les jours suivants la courbe thermique oscille autour de 37°. Les selles se sont régularisées.

Dès le 11 on permet un potage et un œuf sans pain.

Ce régime est continué jusqu'au 14. A cette date la température est à 36° et la malade demande à se lever.

Remise peu à peu au régime ordinaire, elle sort de l'hôpital parfaitement rétablie le 6 décembre 1896.

Cet exemple est frappant. Nous y voyons une nouvelle preuve de la tendance fréquente surtout chez les enfants, à traduire par des symptômes méningitiques, les lésions aiguës de tous les organes. Ne trouve-t-on pas au début de ces quelques lignes le tableau à peu près complet de la méningite tuberculeuse? Cette facilité à s'enrhumer, jointe à la rudesse respiratoire du sommet gauche et au retentissement anormal des bruits du cœur, en arrière du thorax, à la diarrhée fréquente, à une élévation de température, tous ces symptômes laissent soupçonner une bacillose. Les signes vont s'aggravant, ils seront bientôt au complet; plus de doute, la méningite tuberculeuse apparaît nettement aux yeux des observateurs. La maladie évolue selon un cycle défini, semble-t-il, lorsque subitement le mieux devient sensible et la guérison s'annonce. Ce qui nous frappe d'abord, c'est l'irrégularité de la courbe thermique. Certains ont voulu en faire un signe patognomonique du méningisme. Il serait en effet impossible de montrer deux courbes tracées durant l'évolution de la maladie et d'y trouver une ressemblance même peu approximative. Brusquement on descend à 36°8, le matin, pour s'élever jusqu'à 38°6 le soir, ou de 37°4 à 39°8. « Souvent, dit Sevestre, dans un intervalle de quelques jours, la température atteint 38°, avec un état général satisfaisant, puis on observe une nouvelle ascension, avec des phénomènes inquiétants.»

Voici un second cas recueilli dans le même service. On pourra le comparer au précédent.

OBSERVATION III
(Inédite)

Louise R..., 10 ans, rentrée le 24 novembre 1897.

Antécédents héréditaires. — Pas de tuberculose chez les parents, les collatéraux et l'entourage.

La mère de notre malade a une conduite irrégulière ; il y a 2 ans 1|2 environ elle présenta une éruption rubéolique, généralisée. D'autre part des renseignements confidentiels permettent d'affirmer qu'elle *est atteinte de syphilis. Le père* a eu pendant 3 mois « des étourdissements» et fut admis pour cette raison dans un service hospitalier.

Antécédents personnels. — Notre malade est la deuxième de cinq enfants. *Le premier né* fut un garçon venu à terme qui ne vécut que 21 jours ; 2 ans après naissait celle-ci. (Ici s'affirme la vie irrégulière de la mère). Le troisième est une fillette venue avant terme au sixième ou septième mois de grossesse, mort-née.

Le quatrième un garçon mort-né à terme.

L'accouchement de ces deux enfants a eu lieu il y a quatre ans.

Le cinquième est un garçon qui a vécu quatorze semaines et est mort de convulsions il y a 1 an.

L'enfant qui fait le sujet de nos remarques a pris le sein jusqu'à 16 mois et n'a pas eu d'autre nourrice que sa mère.

Elle n'a jamais présenté de taches sur la peau mais toussait depuis un an environ ; de plus elle se plaignait à ce moment d'une sensation de ballottement de la tête ; « si je courais, disait-elle, je sens que je me laisserais tomber.»

Il y a 6 mois, elle fut admise à la clinique ophtalmologique. Hypertension de l'œil gauche avec perte totale de la vision du même côté. A cette *même époque* un écoulement purulent, à odeur exécrable, se produisit aux deux oreilles ; des injections antiseptiques le tarirent rapidement. Mais l'enfant présenta une surdité très marquée.

Cependant, au dire de la grand'mère, «il y avait des moments où la fillette entendait très bien ce que l'on disait autour d'elle». Durant son séjour à la clinique ophtalmologique, constipation opiniâtre et céphalalgie intense ; pas de vomissements.

Il y a 1 mois environ, l'enfant fut très péniblement affectée en apprenant brusquement que sa mère était en prison.

Il y a 15 jours, elle lui fut conduite pour la visiter et éprouva alors une douloureuse impression.

Huit à dix jours avant son entrée au service, son caractère s'était modifié ; elle était inquiète, énervée, et eût pendant une semaine une abondante diarrhée.

État actuel. — Le 24 novembre, à son entrée dans le service, la diarrhée persiste encore, l'enfant se plaint de céphalalgie. Dans son délire, elle parle de sa mère. La langue est saburrale, les lèvres sèches, le ventre ballonné, la fosse iliaque douloureuse, la surdité marquée, continue. Toux ; râles rudes, surtout à droite. Régime lacté.

25. — Ventre douloureux, céphalalgie et affaiblissements marqués. Pas de réponse aux questions que l'on adresse à la petite souffrante.

En plus du régime lacté, M. le professeur Baumel ordonne :

Poudre de feuilles de digitale......	0,10 centigr.
Dans infusion..................	120 gr.
Ajouter sirop de polygala.........	30 —

27. — Affaissement plus marqué. Gémissements continus. Pouls petit, filiforme, dichrote, râles disséminés à toute l'étendue de la poitrine. Pas d'albuminerie. Cris hydrencéphaliques.

30. — Gémissements ininterrompus, somnolence durant l'intervalle des plaintes. Délire.

Application d'un vésicatoire. Café au rhum, la digitale ayant été suspendue.

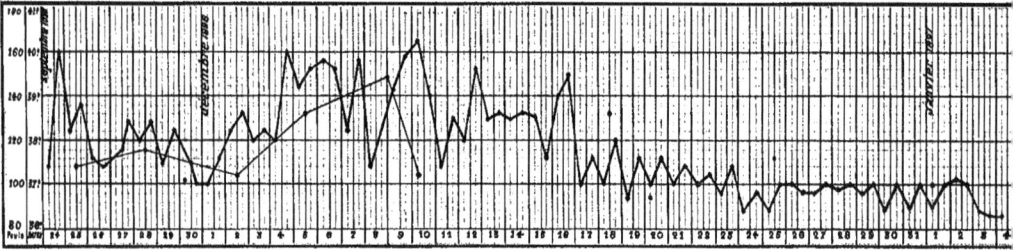

Le 1er décembre. — Selles régulières. Même état. Potion avec KI. Vessie de glace sur la tête. Frictions à l'onguent napolitain belladoné et applications de cataplasmes.

2 décembre.	Chloral..............	0,80 centigr.
	Sirop de menthe......	30 gr.
	Eau Q. S. pour.......	120 —

3 et 4. — Continuation du traitement ci-dessus. Même état. L'enfant s'alimente.

5. — On ajoute au traitement institué : 5 paquets de calomel de 0,05 centigr. chacun. On insiste pour la faire alimenter. Lait donné fréquemment.

6. — Diarrhée. Pouls filiforme, dépressible.

7. — Même état, même médication. Calomel. 0 gr. 30 centigr. en 8 paquets. Chloral porté à 1 gr. 20 centigr.

Caféine.....................	0,60 centigr.
Benzoate de soude.............	0,60 —
Sirop de polygala.............	30 gr.
Eau de fleurs d'oranger..........	20 gr.
Eau de laitue................ }	aa 60 gr.
Teinture de muse............. }	
Teinture de muse.............	VIII gouttes.

8 décembre. — Elle a appelé hier sa mère pour la première fois depuis son entrée. Boit du lait. Le pouls est plus sensible. Reprendre la digitale ; suspendre la caféine. A parlé à son père qui est venu la voir.

9. — A poussé des cris toute la nuit. Au moment de la visite, ils sont spontanés, déchirants.

Injection de chlorhydrate de morphine au 1|100. 1|2 seringue en deux fois. Pouls à peine sensible.

Dès le 12 décembre, l'enfant murmure quelques mots et ouvre les yeux par instants. Le pouls est un peu plus saisissable au doigt. Quand on lui parle, elle regarde fixement et ne pousse plus les cris hydrencéphaliques des derniers jours.

Sueurs très abondantes. Ne buvait qu'avec de grandes difficultés le lait qu'on la forçait à prendre à la cuillère. Poussait des cris véritablement déchirants lorsqu'elle l'avalait.

Le 14 au matin, elle a pris elle-même la tasse et ingéré seule, sur son lit, le lait qu'on lui présentait. N'est pas allée du corps depuis le 12 décembre. On recommence l'infusion de digitale à laquelle le café au rhum avait été substitué durant deux jours. Continuation de IK. Tous les soins, injection de 1[4 de seringue de morphine au 1[100.

Le 15. — Se plaint de douleurs à la tête, est moins affaissée, parle un peu à son entourage. Entend lorsqu'on lui adresse la parole.

Le 16. — Depuis longtemps, grince fréquemment des dents, à les yeux ouverts, balbutie des mots, mais est affaissée, et quand on veut l'examiner, pousse des cris perçants. S'est plaint pendant la nuit, tousse assez souvent. Claque des dents pendant qu'elle est assise et qu'on l'ausculte. Constipation depuis dimanche. Râles fins, localisés à la base gauche. Vésicatoire 4[5. Quelques râles bronchiques à droite. *Tachycardie.*

Le 17, on donne IK 1 gr.

Potion du muguet. Digitale XIII gouttes par jour, dans un looch avec benzoate de soude 1 gramme. Pas de piqûre de morphine.

À l'examen des dents, une molaire manque à droite, en haut. Ne serait-elle pas la cause de ces phénomènes graves ? Nous le discuterons plus tard. Frictions d'onguent napolitain.

Le 18. — Phosphate de chaux. } en solution.
           Arséniate de soude. }

Le 19. — La malade répond aux questions qu'on lui adresse. Teint blafard. Pouls sensible à la palpation. Selles régulières. Traces d'albumine dans l'urine. 15 gr. 8 d'urée par litre.

Le 21. — Grince des dents, à les yeux ouverts, est toujours affaissée, mais parle de temps en temps.

Suspendre les frictions KBr 1 gramme, dans : Sirop d'écorces d'oranges amères 40 grammes.

Continuer l'iodure, le phosphate de chaux, l'arséniate.

Hier, le sommeil a été bon, sans que des injections de morphine aient été pratiquées.

Le 22. — Dort fréquemment dans la journée.

Parle quelquefois, essaie de sourire, prend du bouillon et deux œufs par jour. Dès hier on lui a donné un peu de volaille. Avale du potage à la cuiller depuis huit jours.

Le 27. — Appétit passable. Pas d'albumine à l'analyse chimique.

Le 3 janvier 1898. — Levées de 2 heures quotidiennement, depuis une semaine. Esprit encore engourdi. Surdité continue. Appétit excellent.

Prend du quinquina avec phosphate de chaux et arséniate de soude.

Le 6. — Amélioration toujours marquée ; cependant, tristesse inconsolable ; parle peu ; est préoccupée par l'état de sa mère.

Le 11. — Otorrhée. Sur la lèvre supérieure, vers la commissure gauche, dépression cicatricielle.

A son traitement on ajoute le sirop d'iodure de fer.

Le 15. — Continuation de l'otorrhée à l'oreille la plus sourde. Pus verdâtre.

Le 20. — Sirop de raifort iodé. IK ; Phosphate de chaux, sirop de quinquina.

La fillette s'intéresse aux jeux, comprend bien et entend mieux. Elle répond avec netteté aux questions qu'on lui adresse.

Quelques jours après elle quitte l'hôpital complètement guérie.

Cette observation comptera parmi les plus instructives, parce qu'elle permet ici encore de constater combien est difficile un diagnostic exempt d'erreurs. Voyez combien de symptômes différents nous y trouvons. La syphilis héréditaire pouvait être soupçonnée, tout d'abord, puisque la mère menait une conduite irrégulière et avait présenté les caractères essentiels de cette affection. D'un autre côté, la céphalée persistante de sa fille, à son entrée à l'hôpital et la surdité venant s'ajouter aux autres signes de la méningite, entretenaient le doute sur la nature spécifique de la maladie. De là, l'explication de l'iodure et les frictions à l'onguent napolitain belladoné. De plus, l'idée de la tuberculose n'était pas à rejeter totalement puisque la toux demeurait opiniâtre, malgré des soins intelligents et que d'autres signes étaient perçus. Enfin, un troisième facteur était en jeu : la dentition. A dix ans, cette fille n'avait pas encore toutes les molaires. On pouvait donc soupçonner une irritation continuelle de ce côté, car l'on sait que chez l'enfant, l'évolution dentaire donne lieu souvent à des phénomènes cérébraux simulant la méningite de point en point. Pourquoi les filets nerveux terminaux n'auraient-ils pas été ici le centre d'une sensation capable d'amener ces phénomènes trompeurs ? Il existait bien une cause, empêchant l'issue de la molaire. Cette cause pouvait elle-même donner naissance à la pseudo-méningite. D'autant plus que la petite Louise R... avait eu du muguet dans la bouche, à une certaine période. Ce champignon joignait ses effets irritants à ceux de la dent sur le point de percer. Il n'en fallait pas davantage pour produire le mâchonnement, les cris plaintifs, les convulsions, les grimaces de la figure. M. le professeur Baumel a écrit dans ses leçons cliniques : « un enfant qui mâchonne et grimace, s'il est inquiet, poussant des cris plaintifs, ayant des vomissements et des convulsions, présente un tableau symptomatique assez analogue à celui de la méningite et bien capable d'induire en erreur, non seulement les familles, mais même tout médecin peu versé dans la pratique de la pédiâtrie » Dans cette circonstance, peut-être faut-il croire que la raison donnée tout à l'heure est la bonne. En tout cas, les signes se sont amendés, sous l'influence d'un régime tonique et fortifiant ; le phosphate de chaux était indiqué, ses résultats thérapeutiques ont prouvé que l'on avait probablement affaire à une évolution dentaire retardée.

On le saisit, la pseudo-méningite peut revêtir mille formes les plus diverses. Nous l'avons vue offrant les symptômes de la bacillose, de l'hystérie, mais il resterait encore beaucoup de maladies à envisager, dans lesquelles on le rencontre fréquemment. La fièvre typhoïde, la pneumonie, les maladies aiguës, le rhumatisme, l'impaludisme, l'urémie, l'helminthiase, les intoxications et une foule d'états pathologiques ont parfois à leur début, dans le cours de leur évolution ou sur leur déclin, une sorte d'aggravation, de recrudescence à localisation méningée, cérébrale, c'est la pseudo-méningite dont les caractères viennent d'être rapidement passés en revue.

Il nous reste à étudier la *marche*, essentiellement variable, les observations citées plus haut le disent assez. Ce qui semble être un signe pathognomonique, c'est l'inégalité, l'inconstance, l'absence de cycle nettement précis, comme il en existe pour la fièvre typhoïde, par exemple. Chaque pseudo-méningite possède une symptomatologie spéciale, il n'en est pas deux qui se ressemblent, parce qu'elles sont le produit de maladies bien différentes. On comprend que l'hystérie ne donne pas naissance à une pseudo-méningite particulière, elle qui simule tous les cas connus. Mais la dothiénentérie n'a pas la même pseudo-méningite que la pneumonie, la constipation ou l'helminthiase.

Le *pronostic* sera lui aussi différent, suivant les circonstances. Les observations recueillies dans le service de M. le professeur Baumel montrent autant de guérisons que de pseudo-méningites observées en trois ans. C'est un ensemble de succès déjà respectable et qui prouve qu'une thérapeutique raisonnée est un acheminement vers la *terminaison* heureuse. Des médecins ont pratiqué quelques autopsies, mais la plupart du temps, les pseudo-méningites réelles ont une fin exempte de dangers. Cadet de Grassicourt a écrit : « L'hésitation permet l'espérance..., au moins dans les premiers jours.

On pourrait presque   en forçant un peu l'expression de la vérité, qu'en présence de   méningite tuberculeuse, qui peut n'être quelquefois qu'une pseudo-méningite, le devoir du médecin n'est pas le même qu'en face des autres maladies : tandis que tous ses efforts tendront à reconnaître *celle-ci* le plutôt possible, il doit se résigner le plus tard possible à affirmer celle-là, car le jour où le diagnostic est établi, il ne lui reste plus qu'à se croiser les bras, dans une impuissance découragée et à assister, en simple spectateur au drame terrible qui se déroule sous ses yeux ! »

Nous basant sur l'appréciation d'autres savants, notre opinion ne sera pas aussi catégorique, car il n'est pas douteux que des cas de méningites bacillaires ont parfaitement guéri, et si à l'exemple de quelques-uns nous les appelons pseudo-méningites parce que l'issue en a été bonne, ce serait exagérer que de leur attribuer une telle signification. M. le professeur Baumel n'admettait pas la curabilité de ces cas ; il n'y a pas longtemps qu'il est revenu sur sa première croyance et les observations que nous allons rapporter démontrent amplement combien, quoique rares, ces localisations du microbe de Koch, peuvent aboutir à une guérison définitive. Les deux malades dont nous rapportons l'histoire ont été soignées dans son service de l'hôpital général où un grand nombre d'étudiants ont constaté les faits *de visu.*

Broncho-pneumonie chez l'enfant, pouvant simuler une méningite tuberculeuse. Guérison.

OBSERVATION IV

Recueillie par MM. les Docteurs Babeau et Albarel, à la clinique de M. le Professeur Baumel.

Laurent F., 31 mois, entré le 20 mai 1896, au n° 3 de la Crèce, à l'hôpital général de Montpellier.

Antécédents héréditaires. — Le père et la mère toussent habituellement, la grand-mère et l'arrière grand-mère maternelles sont mortes phtisiques, la grand-mère paternelle est également morte phtisique à 23 ans.

Antécédents personnels. — Il y a deux mois, l'enfant qui, jusque-là, s'était bien porté, eut une diarrhée très abondante et des douleurs abdominales marquées. Le 1er mai, après une chute sur la tête, il y a une epistaxis et l'on constate quelques ecchymoses légères au niveau du front et des paupières, l'appétit et la gaîté sont conservés.

Le 9 mai, l'enfant tousse un peu, vomit beaucoup, se plaint de douleurs abdominales et est constipé. A l'aide de lavements on provoque l'expulsion de selles très dures, la constipation persistant on administre un purgatif (huile de ricin), qui n'amène qu'une seule selle.

Le 17 mai, trois jours avant son entrée, sont survenus brusquement des symptômes se traduisant par des douleurs abdominales très intenses, par la raideur du trone, le renversement de la tête en arrière, par des cris aigus, par des convulsions à peu près continues, l'enfant ne parle plus et ne reconnaît plus les siens.

Entré le 20 mai au soir sa température est de 39·8.

Le 21, au moment de la visite, il est dans son berceau, les yeux clos, la bouche entr'ouverte, la respiration entrecoupée par des accès de toux.

Tout d'un coup, l'enfant mâchonne, il murmure des sons inarticulés, les bras étendus jusque là le long du corps, s'agitent ; ces mouvements saccadés sont surtout marqués du côté gauche, les mains s'ouvrent et se ferment convulsivement, les membres inférieurs s'agitent, le corps est courbé en arc de cercle, la tête enraidie, le tronc en opisthotonos, en même temps l'enfant se tord dans son lit, poussant des cris de douleur, la respiration s'accélère, le pouls est extrêmement rapide, le corps est secoué par des quintes de toux rauque.

Cette période, d'une extrême violence, dure deux à trois minutes ; brusquement la scène change, l'enfant retombe dans le coma, sa respiration est bruyante, stertoreuse, entrecoupée d'accès de toux.

On profite de cette période d'accalmie pour examiner le malade, la langue et la gorge sont recouvertes d'un enduit blanchâtre, épais, dû au muguet, le ventre est ballonné. A la percussion de la cage thoracique on note une zône de matité très nette aux deux sommets et à la base gauche ; A l'auscultation, souffle aux deux sommets et râles souscrépitants fins sur toute l'étendue du poumon, mais plus marqués à gauche. Diarrhée verte assez abondante ; la température a été, ce matin, de 38°5.

Notre maître, tout en admettant que cette symptomatologie ressemble à celle de la méningite tuberculeuse, émet cette opinion : qu'il se pourrait bien que cette agitation si vive que l'on constate soit due simplement à de la congestion cérébrale consécutive à l'état thoracique ; broncho-pneumonie simple ou peri-tuberculeuse. On combat d'abord l'éréthisme nerveux.

On administre :

R {
Chloral.............. 0 gr. 30 centigr.
Sirop simple......... 30 gr.
Eau................ 60 gr.
}

Une cuillerée à café toutes les 2 heures jusqu'à effet produit.

R {
Iodure de potassium... 0 gr. 30 centigr.
Eau................ 40 gr.
}

Comme régime ;

Lait additionné d'un tiers de tisane d'avoine. On enveloppe les pieds avec de la ouate et du taffetas gommé.

Le **22** mai, la mère qui a été admise à rester près de son enfant nous apprend que la nuit a été assez calme bien que le malade ait fréquemment toussé. Au moment où nous le voyons il est dans un état d'agitation nerveuse aussi intense que le jour de son entrée.

L'abdomen est toujours tendu, la diarrhée verte est très abondante, mêmes phénomènes thoraciques.

Dans la soirée, les convulsions se multiplient, séparées à peine par un intervalle de 5 à 10 minutes.

Pendant les périodes de coma intermédiaires, on a constaté des troubles vaso-moteurs au niveau de la face : Sur la joue droite se produit une coloration rouge, grande comme une pièce de cinquante centimes qui va en augmentant et envahit successivement le front et la joue gauche. La température est augmentée aux points congestionnés.

Brusquement survient une nouvelle attaque convulsive, la face pâlit, les membres s'agitent, puis sont raidis et comme contracturés, tandis que le tronc est en opisthotonos.

La sensibilité cutanée est conservée, peut-être y a-t-il un peu d'hyperesthésie surtout au niveau de la colonne vertébrale. Sur tous les points du corps, le frôlement même léger par l'ongle se traduit presque aussitôt par une raie rouge très nette (raie méningitique de Trousseau). Les pupilles sont inégales et dilatées, surtout du côté droit, le pouls est rapide, la toux fréquente, le malade a eu deux selles en diarrhée verte.

Hier soir, la température était de 38°7, ce matin 38°5, ce soir 39°3.

23 mai. — Au matin, mêmes symptômes thoraciques, météorisme abdominal, gargouillement dans la fosse illiaque droite.

On prescrit des fomentations avec de l'huile de camomille camphrée chaude. On fait appliquer à la base pulmonaire gauche un vésicatoire de **3** sur **4** centimètres fortement camphré et sur sparadrap ; vésicatoire que l'on devra laisser appliqué pendant quatre heures.

Potion contenant :

          Teinture de digitale........   5 gouttes

          Julep....................   120 gr.

par cuillerées à dessert toutes les 3 heures.

Tisane de jujube et de violette à donner dans l'intervalle.

Le matin 38°, le soir 37°8.

24 mai.— Nuit très calme et l'on constate avec étonnement que le malade qui tenait ses yeux obstinément clos les a ouverts. Il s'intéresse à ce qui l'entoure, pour la première fois depuis une semaine, il reconnait sa mère et l'appelle : encore quelques convulsions, mais très légères, la toux est diminuée. Température 37°7 et 37°2.

La matité des deux sommets a fait place à de la submatité et le souffle est remplacé par des râles sous-crépitants.

25 Mai. — Nuit très agitée, le matin le malade se dresse sur son lit, se jette aveuglément à droite et à gauche. Il pousse des cris perçants, le corps est alternativement froid et chaud, des troubles vaso-moteurs se produisent à la face, la toux est assez fréquente.

La température est de 37° le matin et le soir.

Même traitement.

26 Mai. — Nuit calme, toux persiste, mais moins intense, à l'auscultation quelques râles fins à gauche, quelques attaques convulsives surviennent encore dans la journée, mais elles diminuent de fréquence et d'intensité. La température, le matin, est de 37°8 et le soir de 38°2.

27 Mai. — Nuit calme, encore quelques légères convulsions pendant la journée, douleurs abdominales assez marquées, sueurs abondantes ; même traitement, la digitale seule est suspendue pendant deux jours.

Température, ce matin, 37° et le soir 36°8.

28 mai. — Nuit très calme, le malade a dormi plusieurs heures, plus de diarrhée verte, toux diminuée.

A six heures du soir, le malade est très calme ; il n'a pas eu une seule convulsion de la journée, la température se maintient au-dessous de 37°.

29 Mai. — La toux persiste, mais est modérée, plus de convulsions, pas de fièvre, l'enfant est très gai et joue.

30 Mai. — L'amélioration persiste, l'enfant demande à manger, on lui donne du chocolat cuit, au petit déjeuner, potage et œuf le matin, potage le soir. Pas de fièvre.

1er et 2 Juin. — Même état, pas de fièvre.

3 Juin. — Pas de fièvre, pas de convulsions, l'enfant demandant à manger, on permet une cervelle à midi et un œuf le soir. On donne 30 grammes de solution de lactophosphate de chaux à 5 p. 100, à prendre la moitié le matin et l'autre moitié le soir dans la boisson pendant les repas et 40 grammes de sirop de quinquina, à prendre avant les deux principaux repas de la journée.

6 Juin. — L'enfant tousse encore un peu, l'auscultation décèle quelques râles bronchiques, on donne 60 grammes de sirop de tolu à administrer en trois fois pendant la journée.

9 juin.— L'enfant est sorti guéri.

Conclusion. — Tel est le tableau symptômatique présenté par notre malade. En présence des convulsions, des vomissements, qui s'étaient produits fréquents avant l'admission du malade dans le service, on aurait pu songer tout d'abord à une méningite.

Les antécédents, (il y avait eu traumatisme), constituaient un argument en faveur de la méningite traumatique, mais on devait écarter celle-ci, car les phénomènes convulsifs se seraient produits bien tard après la chute; elle avait eu lieu quinze jours avant la première manifestation.

Avait-on affaire à une méningite tuberculeuse ? On était en droit d'y songer; une lourde hérédité tuberculeuse pesait sur notre malade; de plus, les complications abdominales et les lésions thoraciques observées chez lui, pouvaient être considérées comme manifestations de lésions bacillaires évoluant concurremment avec celles des méninges: mais l'amélioration rapide de cet état pathologique a fait bien vite rejeter une semblable hypothèse.

Reste la broncho-pneumonie simple ; peut-on l'accuser d'avoir produit ces manifestation ? Oui, sans doute ; et l'on peut expliquer son mode d'action de diverses manières : soit, que la difficulté de la respiration pulmonaire ait retenti sur la circulation cérébrale, soit que les toxines pneumococciques charriées par le sang aient irrité les méninges; ou bien encore que les pneumocoques soient allés s'ensemencer et évoluer en ce milieu cérébral.

On sait que les méningites à pneumocoques s'accompagnent le plus souvent de raideur de la nuque, raideur qui s'étend sous forme de contracture douloureuse sur les muscles de la région dorso-lombaire.

Il est à noter que dans le cas que nous relatons, il a toujours existé une relation évidente entre la lésion broncho-pulmonaire et les manifestations nerveuses.

Quant aux accidents gastro-intestinaux, ballonnement, constipation du début, diarrhée, gastro-entérite en un mot, ils ne nous paraissent avoir joué dans l'espèce qu'un rôle secondaire. Leur influence pouvait cependant s'ajouter à celle de la lésion pulmonaire pour la production des convulsions — (Pr Baumel) — Convulsions *in Leçons cliniques des maladies des enfants*).

En résumé, nous croyons qu'il s'agit d'une broncho-pneumonie simple ayant entraîné à sa suite les accidents nerveux comme les accidents abdominaux. Du reste, une observation de Cadet de Gassicourt (in Gazette médicale de Paris 1878) particulièrement instruite puisqu'elle fut complétée par l'autopsie, donne raison à cette manière de voir. Il note, chez un enfant, les signes de la méningite tuberculeuse en même temps que des symptômes pulmonaires graves ; Or, l'autopsie révéla des noyaux de broncho-pneumonie, les méninges étaient indemnes.

Ces faits nous paraissent venir à l'appui de l'opinion actuelle qui admet que la plupart des méningites tuberculeuses guéries, dont parlent certains auteurs, ne sont pas en réalité des méningites tuberculeuses. Il s'agit, le plus souvent, de lésions banales de divers organes, se traduisant par des accidents à forme méningitique.

Dans certains cas cependant il semble que l'on ait eu à faire à de véritables méningites tuberculeuses qui ont guéri.

Nous avons en effet dans le service, une malade nettement bacillaire. Cette malade a présenté, à un moment, tous les symptômes de la méningite, et elle est actuellement en bonne santé, abstraction faite de sa lésion pulmonaire.

OBSERVATION V
(Inédite)

Marie G., a 11 ans 1 2, aujourd'hui 19 juillet 1898, se trouve à l'hôpital depuis l'âge de 48 mois, époque ou moururent ses parents. Antécédents héréditaires très mauvais. Père syphilitique, mère bacillaire, tous deux morts depuis longtemps. Est la seconde de 3 frères vivants, les deux autres sont en bonne santé.

Antécédents personnels. A eu la teigne vers 4 ans ainsi que sa sœur. Ils vinrent se faire soigner à Montpellier ; celle-ci, après sa guérison, est demeurée en traitement parce qu'ayant été admise à Balaruc, elle y fut atteint d'une fluxion de poitrine. C'est depuis cette époque que sa santé ressentit un coup dont elle ne s'est pas relevée et ne se relèvera pas. Peu à peu, les symptômes de la phtisie pulmonaire ont éclaté, ils se sont rapidement développés sur ce terrain préparé de par l'hérédité et la maladie récente. Depuis l'époque du favus, ça été une suite ininterrompue de rechutes et d'états graves se succédant sans relâche.

Vers le commencement de septembre 1891, un samedi soir, le 7, elle fut prise subitement de convulsions qui s'accompagnèrent de diarrhées fréquentes, un peu plus tard, à 10 heures environ, vomissements répétés. La sœur envoye chercher l'interne : M. de Lassus qui, avec M. Vires, aujourd'hui agrégé, déclare ne devoir rien tenter, en présence de phénomènes aussi dangereux. La nuit se passa fort mal, les signes de la méningite s'accentuant. M. De Lassus avait déclaré qu'elle ne vivrait pas jusqu'au lendemain.

Le 8 au matin, même état, la diarrhée a cessé, les vomissements persistent. M. le professeur Baumel ordonne la potion de Rivière.

Il pose le diagnostic de méningite tuberculeuse et fait mettre une vessie de glace sur la tête de l'enfant. La dentition ayant été examinée fut reconnue mauvaise. Une molaire gâtée avait été extraite quelques jours avant. Des points de muguet étaient disséminés sur les gencives. Mâchonnement, efforts pour porter les doigts à la bouche ; il y a là un travail d'excitation qui se devine. Pas d'albumine dans les urines.

L'après-midi, délire, cris plaintifs, hydrencéphaliques. Respiration parfois du type Cheyne-Stokes. A l'auscultation on sent des râles fins, humides, en un point du poumon, au-dessous de l'épine de l'omoplate. Application d'un vésicatoire. Pointes de feu autour. Lait froid comme nourriture et boisson. Quinquina. Phosphate de chaux.

Le 9, continuation de la maladie. Même état. Pas d'aggravation. Même traitement. En plus, la potion du muguet. Glace sur la tête.

Le 10, amélioration sensible. Les vomissements ont cessé, le délire paraît fini, la céphalalgie peu intense au début, persiste seule avec recrudescence, quinquina ; vessie de glace.

Le 11, les symptômes s'amendent, au point que tout péril semble conjuré. Le vésicatoire semble avoir fait merveille. Sirop de raifort iodé, une cuillerée à café matin et soir.

Le 12. — Persistance du mieux, l'enfant répond aux questions qu'on lui pose, demande à manger. Un œuf à dîner, blanc de poulet le soir.

Le 12. — Tout est fini, la température qui avait oscillé entre $40°2$ et $35°9$, s'est régularisée à présent. On note $37°1$, ce matin.

Médicaments : huile de foie de morue.

Quinquina et phosphate de chaux.

Le 14. — Rien d'anormal, on dirait que la méningite n'a pas existé, tant l'état paraît semblable à celui des jours l'ayant précédée immédiatement. Vie au grand air, traitement pour combattre la phtisie.

Depuis cette époque, on n'a perçu aucune nouvelle maladie aiguë, mais la bacillose a continué son évolution. La petite fille présente aujourd'hui des symptômes de ramollissement très nets, elle va partir pour Balaruc où l'air de la mer lui sera certainement favorable. Chaque 2 ou 3 mois elle tousse plus que de coutume, s'enrhume à des périodes presque mathématiques, son état s'aggrave une, deux semaines; on applique des pointes de feu et tout rentre dans l'ordre. L'amaigrissement dure. Le 29 décembre 1897, son poids était de 29 kilos.

Le 13 juin, de 29 kil. 400.

Pas grande différence, donc; s'il n'y a pas de pertes, il n'y a pas non plus grands profits.

Rarement elle se porte « tout à fait bien », selon son expression. Ces jours derniers encore, en l'auscultant on percevait des râles sur toute l'étendue de la poitrine. Ils existent actuellement aux deux sommets, en avant et en arrière. Le souffle caverneux est entendu.

Si l'analyse miscroscopique n'a pas décélé le bacille de Koch., la raison en est fort simple.

Comment pourrait-on recueillir les crachats nécessaires à l'examen bactériologique, puisque l'enfant n'expectore presque pas? D'où, rien d'étonnant à ce que le microbe n'ait pu être décélé. Ce n'est pas avec une petite mucosité que l'on parviendra à obtenir des résultats positifs, il est nécessaire d'en voir plusieurs et c'est difficile, très difficile même.

Il n'en est pas moins vrai que tout, dans cette observation, indique la tuberculose. L'administration du gaïacol, en cachets de 0,05 centigr. matin et soir, la potion avec 150 gr. de sirop de tolu, 0,07 d'extrait de belladone (8 cuillerées à café par jour), les pointes de feu répétées, les vésicatoires, la suralimentation, tout cela est un peu du traitement de la phtisie pulmonaire. On ne peut nier, après étude attentive de ce cas, l'existence de la *bacillose* avec ses signes caractéristiques, sa marche, ordinaire. La méningite n'en était qu'une complication, elle pouvait être définie tuberculeuse, de même que dans le cours, avant ou après une rougeole, par exemple, survient parfois une broncho-pneumonie qui n'est alors qu'une sorte d'épiphénomène. Et la guérison, ici, doit être considérée comme étant réellement celle d'une méningite tuberculeuse. Les antécédents héréditaires, personnels, passés ou présents le disent avec assez de précision. Le *pronostic* pour être grave, ne doit pas moins conserver certaines réserves : il faut espérer alors même que tout espoir semble perdu. Tel était ici le cas.

Diagnostic et traitement

Ils ont été longuement ébauchés dans les observations dont nous essairons plus loin de tirer quelques rapides conclusions. Un résumé suffira.

L'étude du terrain est indispensable avant de diagnostiquer avec une certitude quasi indiscutable. A-t-on affaire à un enfant de souche bacillaire, il y a des chances sérieuses pour qu'une méningite éclatant chez lui, soit de même nature. Si le méninges réagissent toujours d'une façon identique, quels que soient l'origine et le degré de l'excitant, ce fait explique la difficulté, parfois l'impossibilité de faire un classement précis, de distinguer les méningites les unes des autres et de séparer celles-ci du méningisme.

Il n'y a pas cependant de signe pathognomonique dans la tuberculose des méninges, pas plus, du reste, qu'il n'y a un moyen absolument sûr de diagnostiquer une pseudo-méningite d'avec cette localisation du bacille, nous l'avons dit ; il sera possible de soupçonner que l'on a affaire à un cas se rapportant à des pneumocoques parce que l'affection aura évolué durant une pneumonie, ou bien à des bacilles d'Eberth parce qu'elle se sera montrée pendant une fièvre typhoïde, au microbe de Pfüffer, si une grippe en a été le point de départ, à l'hématozoaire de Laveran, quand le malade aura eu la malaria. La syphilis peut en imposer pour du méningisme. « En pareil cas, dit Jules Simon (Semaine médicale 1887) la céphalée est généralement très intense, souvent localisée du même côté, en même temps que toute la moitié de la face correspondante est douloureuse, les vomissements sont incessants, pénibles, se produisent à jeûn et donnent issue à une mousse visqueuse ou bilieuse. En même temps, il y a constipation, état saburral des voies digestives, une fièvre modérée; parfois strabisme, inégalité pupillaire, parésie d'un ou plusieurs membres. » Interroger les parents, sinon, voir les muqueuses, le nez (le coryza étant parfois un symptôme de syphilis héréditaire), l'érythème des fesses, les lésions cutanées, la couronne de Vénus. Le traitement par des frictions mercurielles, les bains de HgCl² lèveront les doutes. Un point de diagnostic différentiel consistera à savoir que la pseudo-méningite est rare avant l'âge de deux ans, tandis que la syphilis est fréquente chez le nouveau-né.

La gastro-utérite serait moins reconnaissable. Elle peut donner lieu à des troubles nerveux et digestifs. Le mode d'alimentation, l'atrophie de l'enfance, la dépression des sutures et des fontanelles par déperdition du liquide céphalo-rachidien, mettront sur la voie, par un examen attentif.

Les fièvres éruptives simulent la pseudo-méningite.

Les vomissements, le délire, la constipation en dérivent dans maintes circonstances. S'il y a une épidémie, ce sera déjà une quasi-certitude de diagnostic. La pyrexie, l'évolution sur la peau, d'autre part, forment un tout symptomatique suffisant pour permettre une connaissance réelle du traitement.

Guéneau de Mussy assure que lorsque il a eu l'occasion de pratiquer un autopsie après méningite survenue dans le courant d'une autre maladie, il n'a jamais trouvé le cerveau sain. C'est un point discutable d'anatomie pathologique qui prouverait que, dans tous les cas, le diagnostic doit être celui de méningite ou que la pseudo-méningite, non admise par lui, puisque ses lésions sont inconnues, progresse selon un programme défini.

Erreur profonde, et nous savons que souvent, aux autopsies de ces dernières, si rares soient-elles, on n'a rien décelé au microscope, ce qui n'empêchait pas ces états pathologiques d'avoir évolué chacun à sa manière.

En somme, les limites qui séparent la méningite du méningisme sont purement hypothétiques; rien n'est plus difficile que le diagnostic de celle-ci et si la tuberculose des méninges a guéri, après avoir eu une courbe thermique régulière, on doit croire qu'elle est parfois curable, ce qui la rapprocherait alors du groupe des pseudo.

M. Hayen répondant à une communication de Comby a dit: « il existe un autre élément dont on méconnaît trop l'utilité. Je veux parler de l'examen du sang. On relève toujours une augmentation plus ou moins notable des globules blancs dans la méningite tuberculeuse, tandis qu'il ne se produit rien de semblable dans la pseudo-méningite ou méningisme simple, à moins que cet état ne survienne dans le cours d'une maladie phlegmasique. »

Tant que les auteurs seront si divers en leurs opinions, il nous est permis d'hésiter à notre tour et de dire qu'à l'heure actuelle, on ne saurait nettement différencier la pseudo-méningite de la méningite vraie. Tous les raisonnements aboutiront là.

Adhuc sub judice lis est.

Cependant, il est des cas où une bonne recherche des causes donnera la clef du problème. L'hystérie devra être vue partout où ses stigmates, mêmes légers, auront été trouvés. La « grande simulatrice » de toutes les maladies donne naissance à une pseudo-méningite, car elle prépare les méninges aux divers états morbides et à leurs conséquences.

Rivière l'a justement qualifiée en écrivant ces mots: « non morbus simplex, sed morborum iliada. »

Gallien, il y a bien des siècles, s'exprimait ainsi. « Passio hysterica unum nomen est, varia tamen et innumera accidentia sub se comprehendit. » Et M. Grasset disait dernièrement :

« l'heure d'une synthèse définitive n'est pas encore venue pour cette grande névrose. La théorie de l'hystérie n'existe pas. »

On comprend maintenant que le diagnostic soit si souvent erroné. Un ensemble de symptômes font une maladie, mais si par certains côtés ils se rattachent à une autre, en même temps, voilà l'écueil où se heurteront nos investigations. Donc, chaque fois qu'une pseudo-méningite éclate chez une hystérique, il y a des chances qu'elle soit curable et c'est un bon moyen pour la dévoiler que de connaître sa pathogénie.

Quant à la dentition, et c'est par là que nous finirons, elle sera un excellent guide dans beaucoup de cas. Politzer écrivait en 1874 : « il y aura danger pour les enfants, tant que l'idée de dentition périlleuse n'aura pas disparu de la pathologie ». M. le professeur Baumel a émis une opinion analogue et nous admettons son avis quand il croit à la grande influence de l'évolution dentaire sur la fréquence des pseudo-méningites. Lorsqu'on est appelé auprès d'un enfant qui présente tout le tableau symptomatique de cette affection, on doit compter les dents : l'excitation produite par leur poussée est souvent la vraie cause d'une foule de maladies aiguës.

En présence de tous ces cas, dont nous ne citons que les principaux, quel traitement employer?

Nous ne serons pas de l'avis du grand Trousseau, quand il a dit : « Découragé de mes inutiles tentatives, j'ai successivement traité des patients par les moyens énergiques et laissé les autres à l'expectation ; or, je dois avouer que la terminaison funeste m'a paru arriver plus rapidement chez les premiers que chez les seconds ». C'est là une erreur que l'on peut certes pardonner au génie d'un homme tel que Trousseau. Non, ce serait regrettable, honteux, de ne rien tenter ; on abandonnerait des chances, on désarmerait lâchement en écoutant ce conseil malheureux.

Dans les pseudo-méningites d'origine connue, dans celles

dont la provenance ne peut être soupçonnée (il y en a), un traitement existe, efficace parfois, satisfaisant toujours quant à la conscience du médecin.

Il est naturel de mettre une vessie de glace sur la tête du malade. Autre chose est à faire encore, car il ne faut pas se croiser les bras en se croyant impuissant dans cette lutte, même lors les états désespérés, c'est un devoir d'agir activement.

On donnera du bromure de sodium et du chloral associés (en lavements).

L'adynamie sera combattue par les bains froids, à 20° ou 25°, selon la méthode classique. C'est une bonne manière de diminuer la prostration, le délire, la température qui s'élève souvent à 40° et au-dessus.

La quinine et l'antipyrine sont rarement efficaces. En un mot, c'est le traitement symptomatique qui sera utilisé. On devra, hélas, suivre l'exemple de ces pauvres gens dont la maison menace de s'écrouler et qui n'ont pas l'argent pour la reprendre dans ses fondements ! Un peu de mortier le long des fentes, quelques pieux de soutien... et c'est tout ! Ici, inutile de rechercher un remède spécial, il n'en existe pas, il faut se hâter de réparer l'édifice à mesure qu'il s'ébranle, d'arrêter l'évolution des symptômes, un à un, dès l'instant qu'ils éclatent. L'espoir du succès, si faible soit-il, est là !

Les bains froids ont des avantages énormes. Ils activent la sécrétion urinaire, favorisent l'élimination des produits toxiques en facilitant la circulation des vaisseaux du rein. La réaction cutanée consécutive, c'est encore de la diurèse, excellent moyen de lutte.

Les injections au chlorydrate de morphine devront être surveillées chez l'enfant. On ne peut les employer qu'à partir de 4 ou 5 ans. Sans quoi le remède serait pire que le mal !

Le régime lacté, les purgatifs, seront un secours que l'on ne dédaignera pas.

La pseudo-méningite d'origine paludéenne, cédera devant les puissants effets de la quinine, spécifique envers l'hématozoaire.

Contre la constipation, le colomel à la dose de 0,20, à 0,60 centigrammes selon les âges, sera utilisé. Les avantages de cette préparation sont nombreux : elle est à la fois antiseptique, diurétique, anthelmintique et purgative, autant de moyens curatifs qu'un clinicien recherche parfois.

Les vomissements ont une façon d'être arrêtés ou calmés avec les boissons à la glace et la potion de Rivière.

La céphalagie réclame des vessies de glace, mais non les petits vésicatoires jadis appliqués derrière la nuque, lesquels causaient d'interminables suppurations.

Enfin, il faudra relever l'état général, quand la maladie se sera améliorée. C'est un point essentiel, une sorte de traitement *post-factum* dont la réussite n'est plus à mettre en doute. Le quinquina, le phosphate de chaux sont à utiliser alors. Au déclin, quand les dangers ont disparu et que tout semble rentrer dans l'ordre, il y a des indications à remplir. L'alcool à doses fractionnées sera un stimulant énergique dont on retirera des avantages précieux.

Si le cœur faiblit, pendant la convalescence, des injections de caféine lui donneront la force de contraction indispensable à son fonctionnement.

M. Comby a ajouté un nouveau corps à la posologie infantile dans les pseudo-méningites : l'iodure de potassium à haute dose (3 grammes par jour chez les enfants). Dans les formes grippales l'antipyrine réussirait aussi quelquefois.

Enfin, le traitement du méningisme relève souvent de celui de l'hystérie, doublé de la médication symptomatique.

Les tentatives chirurgicales contre la méningite tuberculeuse n'ont pas eu grand succès, d'après M. Lannelongue. Cependant, Wallis Ord à Waterhouse cite des cas de guérison obtenus par le trépan, avec drainage des méninges. La question est à envisager de plus près.

Jusqu'ici, en somme, on le voit par ce rapide aperçu, rien de très précis, c'est plutôt un ensemble de moyens souvent inefficaces. La médecine, là comme en beaucoup de parties, n'a pas des armes assez puissantes, elle n'emploie que des moyens curatifs et palliatifs, sans atteindre le mal dans ses racines.

CONCLUSIONS

Elles se dégagent aisément de ce travail, et peuvent être mises en parallèle avec celles de Bézy, lues à la société médico-chirurgicale de Toulouse (1er février 1894).

1° *Il existe chez l'enfant certains états pathologiques*, offrant tous les symptômes de la méningite, ou les principaux seulement, sans mériter pour cela, cette appellation ;

2° Ils sont le résultat d'une action réflexe, toxique ou infectieuse, maladie aiguë, empoisonnements, retentissant sur les enveloppes encéphaliques préparées par une nature névropathe et dont la sensibilité spéciale est une cause prédisposante ;

3° Des influences, mêmes bénignes, peuvent leur donner naissance si le terrain est favorable : tels l'helminthiase, la constipation. Des accidents urémiques, une légère irritabilité mise en jeu par l'évolution dentaire trouvent aussi un écho de répercussion morbide sur le cerveau et ses méninges. La similitude des symptômes s'explique par ce fait que l'excitation, quelle que soit sa nature, se manifeste toujours ici de la même manière ;

4° L'hystérie les engendre fréquemment, d'où la nécessité de rechercher les stigmates de cette affection, afin de la combattre ;

5° Tous ces états, doivent être réunis sous une même dénomination de *pseudo-méningite*, (encore appelée méningisme par quelques cliniciens), mais l'anatomie pathologique en est fort peu connue ;

6° Les tuberculoses méningées guéries ne doivent pas être classées dans le groupe décrit ci-dessus parce que la guérison n'est pas un motif suffisant pour modifier le nom d'une maladie, selon les circonstances ;

7° Il y a eu des cas de curabilité sûre de méningites tuberculeuses et l'on ne doit jamais désespérer, même quand la mort semble apparaître. Un traitement énergique l'emportera quelquefois sur l'affection, car l'arachnoïde est une séreuse de même que la plèvre guérit alors que les tubercules de Koch ont produit presque des désastres organiques, de même la séreuse arachnoïdienne est capable de revenir à l'état normal.

8° Les pseudo-méningites d'origines diverses ont rarement une terminaison fatale, ce qui en rend le pronostic peu sombre. N'oublions pas que plusieurs atteintes finissent très souvent par une méningite réelle et mortelle ;

11° La marche de ces états morbides, leur courbe thermique, leurs signes, sont essentiellement variables comme les maladies qui les ont produites : grippe, fièvre typhoïde, syphilis ou autres affections.

12° Enfin, le diagnostic se fera d'après les antécédents héréditaires et personnels, la symptomatologie, mais le diagnostic différentiel est le plus souvent impossible entre les pseudo et les vraies méningites. Un traitement analogue est indiqué du reste dans les cas les plus variés et doit être ordonné à la hâte : son rôle sera à la fois palliatif et prophylactique.

INDEX BIBLIOGRAPHIQUE

ADENOT.— Méningites tuberculeuses (Gazette des hôpitaux, juillet 1898).

AUSTIÉ. — Remarkable case of death from meningeal congestion (British med. journ., p. 612, 22 novembre 1873).

AUSFIÉ. — Dissertationes de phrenitide symptomatica quædam observationes (Giessen, 1790).

BALLET. — Semaine médicale, 29 avril 1890.

GILBERT. — id. id.

DE MAURANS. — id. id.

BANDOT. — Revue des maladies de l'enfance.

BARTH. — Société clinique de Paris.

BAUMEL. — Leçons cliniques sur les maladies des enfants.

BERGÉ. — Société anatomique, 1893.

BEZY. — Méningite et méningisme chez l'enfant.

DE GUERSENT et BLACHE. — Extraits de pathologie infantile.

BOISSARD. — France médicale, 1883.

BOUCHARD. — Leçons sur les auto-intoxications.

BONCHUT. — Traité des maladies de l'enfant.

BROCA et LUBET-BARBON. — Suppuration de l'apophyse mastoïde, 1895.

BROCA et MAUBRAC. — Traité de chirurgie cérébrale.

DE CASTEL et BARIÉ. — Société anatomique, 1881.

DE BUYS. — Médecine moderne, octobre 1890.

CADET de GASSICOURT. — Traité clinique des maladies de l'enfance.

CHANTEMESSE. — Thèse 1884.

CHARCOT. — Leçons sur les maladies du système nerveux.

COMBY et GRANCHER. — Traité des maladies de l'enfance.

D'AREMBERG. — Archives de Médecine, 1883.

DE BOVE et ACHARD. — Traité de médecine.

DECHAMBRE. — Dictionnaire de chirurgie et médecine.

LE DIBERDER. — Thèse 1837.

De Lechye. — Traité des maladies des enfants, 1872.

De Mongeot de Courfreyont. — Thèse 1877.

Dieulafoy. — Manuel de médecine, 1897.

Dreyfus. — Gazette médicale, 1876.

Duchenne de Boulogne. — Traité de l'électrisation localisé.

Dupré. — Mémoires du Congrès de Lyon, 1894. Manuel de médecine, tome III.

D'Espine et Picot. — Manuel des maladies de l'enfance.

Fleischmann. — Méningite basilaire. Guérison.

Fournier. — Leçons cliniques sur la syphilis.

Galezowski. — Traité d'ophtalmologie.

Nil Fislatow, de Moscou. — Maladies de l'enfance, 1848.

Le Gendre. — Revue pratique d'obstétrique et d'hygiène infantile, 1889.

Grasset et Rauzier. — Traité des maladies du système nerveux.

Grasset. — Cliniques médicales de l'hôpital Saint-Éloi de Montpellier.

Guéneau de Mussy. — Cliniques.

Haldhein. — Ueber cerebral kinderpneumonie (Deut. med. Wochenschr).

Hayem. — Leçons cliniques.

Hutinel. — Société anatomique, 1874.

Juhel-Renoy. — Société médicale, 1898.

Levêque. — Thèse 1895.

Legnand du Saule. — Leçons cliniques.

Luigi Concetti. — Sulle pseudo-meningiti dentarie. Napoli archivio di pediatria anno VII, fasc. 3, 1896.

Ollivier. — Gazette de Paris, 1891.

Kellock-Barton. — A contribution to cerebral surgery, London, 1889.

Ricardo di Curti. — Localizzazioni menengee infantili, (La pediatria, juillet 1895).

Simon (Jules). — Leçons.

Sevestre. — Communication.

Trousseau. — Cliniques.

De Cuya. — Thèse 1871.

De Wirtzheim. — Méningite du jeune âge.

Vulpian. — Maladies du système nerveux.

Von Wagner. — Leçons à Berlin. Journaux et dictionnaires divers, article méningite et méningisme. Thèses de Noblet 1897, Pochon 1896, Martin 1895, Roesch 1893.

SERMENT

En présence des Maîtres de cette École, de mes chers con-disciples et devant l'effigie d'Hippocrate, je promets et je jure, au nom de l'Être suprême, d'être fidèle aux lois de l'honneur et de la probité dans l'exercice de la Médecine. Je donnerai mes soins gratuits à l'indigent, et n'exigerai jamais un salaire au-dessus de mon travail. Admis dans l'intérieur des maisons, mes yeux ne verront pas ce qui s'y passe ; ma langue taira les secrets qui me seront confiés, et mon état ne servira pas à corrompre les mœurs ni à favoriser le crime. Respectueux et reconnaissant envers mes Maîtres, je rendrai à leurs enfants l'instruction que j'ai reçue de leurs pères.

Que les hommes m'accordent leur estime si je suis fidèle à mes promesses ! Que je sois couvert d'opprobre et méprisé de mes confrères si j'y manque !

VU ET PERMIS D'IMPRIMER:
Montpellier, le 20 juillet 1898.
Le Recteur,
GASTON BIZOS.

VU ET APPROUVÉ:
Montpellier, le 20 juillet 1898.
Le Doyen,
L. VIALLETON.

Montpellier. - Imprimerie de la Manufacture de la Charité

APPENDICE

Le texte primitivement choisi comme sujet de thèse était tout
différent de celui que nous présentons aujourd'hui à l'appréciation de la Faculté. Il avait pour titre : « Histoire et étude sur
l'endémie typhoïde à Castres. » Né dans cette ville, il nous avait
paru utile de connaître la vérité sur le mal qui depuis longtemps
y sévit avec violence. L'épidémie de 1898, dont les victimes
furent nombreuses, hélas, était destinée à compléter nos observations.

Le commerce castrais, anéanti chez quelques-uns, dépéris-
sant chez la plupart, à cause du décret signé par le ministre
de la guerre, interdisant à la troupe (sauf aux officiers) de con-
sommer dans les cafés et hôtels de l'endroit, le commerce local,
disons-nous, aurait eu ainsi, par notre rapide aperçu, certaines notions sur le vrai motif qui, dictant les rigueurs excessi-
ves dressées contre lui, menace depuis sept mois de les ruiner.

Nous comptions sur la bonne volonté de M. le général Bil-
lot, d'autant plus qu'en lui demandant l'autorisation de com-
pulser les registres militaires ayant trait aux rapports du service de santé sur les cas de fièvre typhoïde constatés dans les
deux régiments d'artillerie, notre but était, non point de soutenir ceux-là qui ont maintenu l'hypothèse d'un empoisonne-
ment de la garnison au moyen des viandes de conserve (ce sont
des allégations graves et difficiles à prouver maintenant), mais
nous voulions, par des examens bactériologiques précis, pra-
tiqués à l'Institut Pasteur, sous la haute direction de M. le
professeur Rodet, voir si nos données concordaient avec les résultats obtenus au Val-de-Grâce.

L'eau de Castres est contaminée, il faut le reconnaître, comme l'ont fait les savants docteurs Chantemesse et Dujardin-Beaumetz et tant d'autres, dont le mérite incontestable est au-dessus des attaques d'une secte inconsciente et dangereuse. Cela admis, oui ou non, peut-on laisser peser sur une population sans défense, la loi qui enlève à ses commerçants un gain honorablement gagné? Après avoir dépeint l'historique de la question, nous aurions essayé de remonter jusqu'aux sources de l'épidémie, de décrire la canalisation avec le plan du réseau, les égoûts, les fontaines, les filtres, tout ce qui, en un mot, touche à l'hygiène d'une ville.

Comme conclusion, après de sérieuses analyses, nous aurions donné les moyens qui, à notre humble avis, auraient été jugés suffisants pour provoquer la révocation des terribles édits, après avoir énoncé, bien entendu, le jugement d'hommes compétents, tels qu'en renferme la Faculté de Montpellier.

Pour cela, il fallait examiner les diagnostics posés par les médecins militaires du Tarn, puisque l'épidémie a presque exclusivement frappé l'armée. La chose ne paraissait pas difficile à obtenir, tant son importance évidente éclatait aux yeux les moins clairvoyants. Nous ne soupçonnions aucun motif de refus. Telle était notre croyance et celle de quelques officiers à qui l'on nous adressa. L'autorisation du Ministre de la guerre étant indispensable, nous la demandâmes, il y a longtemps. Enfin!... après plusieurs jours de silence, on nous répondit brièvement, par une note de service, que cette permission ne pouvait être accordée... Le motif?... Mystère!...

Comment! Lorsqu'on veut approfondir un point qui intéresse si vivement une cité, lorsqu'on n'a d'autre but que de défendre les droits d'un commerce menacé, de mettre en garde par des moyens prophylactiques, 28,000 citoyens que le fléau risque d'atteindre à nouveau, est-il permis de refuser à *un médecin* la lecture des paperasses administratives et d'étudier par des observations minutieusement épluchées, prises à la source même du mal, au lieu où il causa tant de ravages, peut-on, en y réfléchissant, lui interdire de mettre ses parents, ses amis, ses concitoyens, en garde contre les microbes dont Castres serait le lieu d'élection, au dire des autorités militaires ?

Donnez-nous donc un motif, Monsieur le Ministre; s'il est valable, vous n'avez aucun intérêt à le cacher, mais ne vous enfermez pas dans un silence qui, loin de vous être favorable, vous perdrait aux yeux des honnêtes gens.

Nous devions une explication à nos amis de Castres sur les conseils de qui cette étude avait été entreprise et poursuivie pendant deux mois. Elle eût pu, certes, être intéressante. C'est avec regret que nous l'avons abandonnée par raison de force majeure, nous proposant d'y revenir dans quelque temps. Puisqu'on n'a pas voulu laisser lire les papiers ayant trait à l'épidémie de 1898, nous ferons alors sans ces renseignements cachés avec un soin jaloux, comme un secret d'État, et nous serons satisfait, malgré le mauvais vouloir des personnages haut placés, de désirer la prospérité de notre ville natale, en l'instruisant sur l'origine de ses malheurs !

Un dernier mot. Nous croyons devoir citer, en terminant, la belle phrase du professeur Bernheim, prononcée lors du récent Congrès de Médecine de Montpellier. Elle servira peut-être à modifier l'opinion de ceux qui, il y a à peine vingt jours, n'ont pas voulu voter la désaffectation des 170,000 fr. destinés à la construction du théâtre. Puissent-ils la méditer longuement, car ils assument une lourde responsabilité !......

« *La vie n'est qu'une lutte, a dit le savant praticien, et dans cette lutte à laquelle prennent part tous les êtres habitant le globe, l'homme devient la proie, non des animaux les plus grands, mais des microbes les plus imperceptibles !* »

Dr CAMILLE ROUANET.

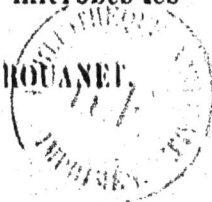

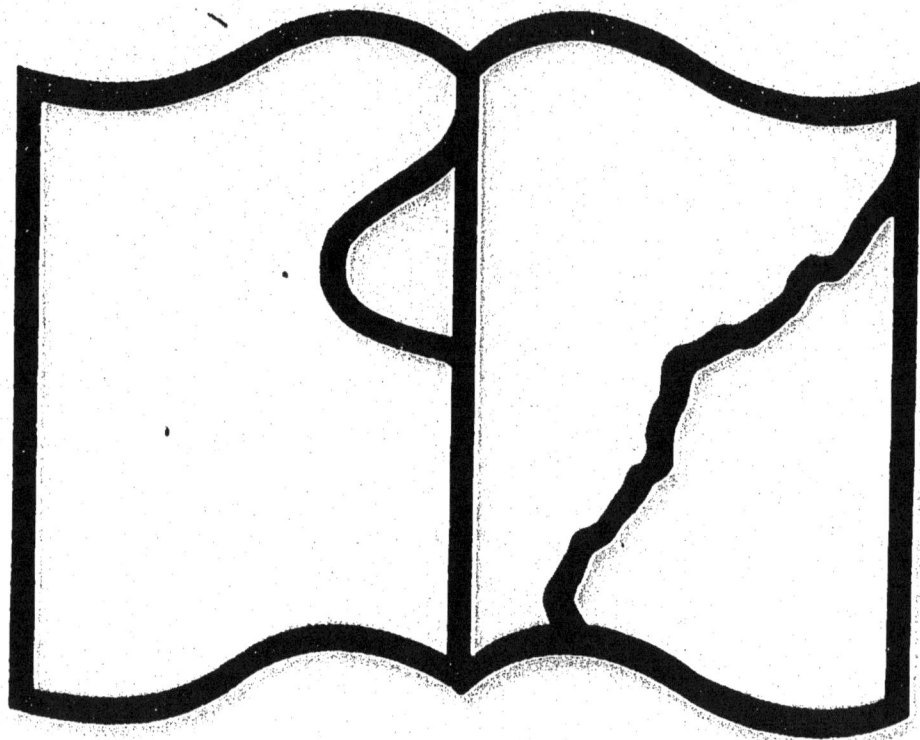

Texte détérioré — reliure défectueuse

NF Z 43-120-11